René Descartes

As paixões da alma

René Descartes

As paixões da alma

Tradução
Ciro Mioranza

Lafonte

Título original: *Les Passions de l'Ame*

Direção Editorial *Sandro Aloísio*
Tradução *Ciro Mioranza*
Imagem Olgers / Shutterstock.com
Revisão *André Campos Mesquita*

Dados Internacionais de Catalogação na Publicação (CIP)
(Câmara Brasileira do Livro, SP, Brasil)

Descartes, René, 1596-1650
As paixões da alma / René Descartes ; tradução Ciro Mioranza. -- São Paulo : Lafonte, 2021.

Título original: Les passions de l'ame
ISBN 978-65-5870-121-7

1. Emoções - Obras anteriores a 1850 2. Espírito e corpo - Obras anteriores a 1850 3. Filosofia francesa I. Título.

21-69066 CDD-194

Índices para catálogo sistemático:

1. Descartes : Obras filosóficas 194

Cibele Maria Dias - Bibliotecária - CRB-8/9427

Editora Lafonte
Av. Profa Ida Kolb, 551, Casa Verde, CEP 02518-000, São Paulo-SP, Brasil – Tel.: (+55) 11 3855-2100
Atendimento ao leitor (+55) 11 3855-2216 / 11 3855-2213 – atendimento@editoralafonte.com.br
Venda de livros avulsos (+55) 11 3855-2216 – vendas@editoralafonte.com.br
Venda de livros no atacado (+55) 11 3855-2275 – atacado@escala.com.br

Índice

Apresentação

Em carta enviada ao editor deste livro, datada de 14 de agosto de 1649, Descartes afirma que não escreveu o tratado das Paixões da Alma como orador, nem como filósofo moral, mas somente como físico. De fato, ao elaborar este texto, estabelece estreita relação entre a anatomia e a filosofia, entre o corpo humano e o espírito, entre os diversos órgãos internos do corpo e a alma. Dessa relação, Descartes extrai conceitos interessantes que, para um leitor moderno, podem parecer bastante estranhos, pelo menos alguns deles.

Hoje, a medicina e a psicologia, além de outras ciências humanas, podem responder de outra forma a algumas das posições de Descartes, porquanto dispõem não somente de novos elementos de estudo, resultantes de pesquisas posteriores, mas também de todo o conjunto de progressos científicos experimentais ou não que ocorreram nesses mais de trezentos anos que nos separam do autor de Paixões da Alma.

Em que pese o menor conhecimento e desenvolvimento de algumas ciências naturais de que se dispunha no século XVII, não se pode tirar o mérito desta obra pelas definições e opiniões emitidas pelo autor, muitas das quais continuam atuais. De qualquer modo, não se pode negar que Descartes revolucionou o pensamento de sua época com a profundidade de suas reflexões e com o arrojo de suas opiniões e de seus conceitos.

A importância desse filósofo e cientista para sua época pode ser aquilatada de maneira excepcional ao ler a primeira carta que serve de prefácio a esta obra.

De resto, uma leitura atenta revela-nos um pensador que não somente tudo questiona e para tudo busca uma resposta, mas que também descreve com precisão, por quanto insólitas que possam parecer às vezes, as diferentes paixões do ser humano e as reações que as mesmas provocam nele, configurando não só o comportamento humano dependente ou não da vontade, mas estabelecendo subliminarmente as regras que permitem a convivência social em níveis aceitáveis na comunidade humana.

O tradutor

Préfacio
Advertência de um dos amigos do autor

Este livro me foi enviado pelo senhor Descartes com a permissão de imprimi-lo e de acrescentar o prefácio que quisesse. Decidi não elaborar outro, mas incluir aqui as mesmas cartas que eu lhe havia escrito antes para obter a permissão dele, além do que, essas cartas contêm vários pontos que acredito que o público tem interesse em tomar conhecimento.

PRIMEIRA CARTA

Ao Senhor Descartes

Prezado Senhor,

Teria gostado muito de te ver em Paris nesse último inverno porque pensava que tivesses vindo com o propósito de ali permanecer. Mais que em qualquer outro lugar, terias tido ali a comodidade para fazer as experiências de que te confessei que terias necessidade, a fim de concluir os tratados que me havias prometido publicar e que, acreditando que não faltarias com a promessa, poderíamos vê-los logo impressos.

Tu, no entanto, me privaste totalmente dessa alegria, ao retornar para a Holanda. Não posso eximir-me aqui de te dizer que estou ainda irritado contigo, precisamente porque não quiseste, antes de sua partida, deixar-me ver o tratado das paixões que compuseste, segundo fui informado.

Além de refletir nas palavras que li num prefácio que foi anexado, há dois anos, à versão francesa de teus *Princípios* ou, após ter falado sucintamente das partes da Filosofia que devem ser encontradas, antes que se possa recolher seus principais frutos, e ter dito que *tu não desconfiavas tanto de tuas forças, que mesmo não ousarias empenhar-te em explicá-las todas, se tivesses a comodidade de fazer as experiências que são exigidas para apoiar e justificar teus arrazoados, acrescentas que para tanto seriam necessárias grandes despesas, para as quais um privado como tu não poderia arcar com todas, se não fosse ajudado pelo público; vendo, porém, que não deverias esperar por essa ajuda, pensavas que deverias contentar-te em estudar doravante somente para tua instrução particular e que a posteridade haveria de desculpar-te se já não trabalhasses para ela.*

Receio que agora não seja muito sério que queiras enviar ao público o resto de tuas produções e que depois não teremos mais nada de tua parte, se nos deixarmos levar por tua decisão.

Por esse motivo, me propus atormentar-te um pouco por meio desta carta e vingar-me pelo fato de ter-me recusado o tratado das Paixões, recriminando-te com toda a liberdade por tua negligência e outros defeitos teus que julgo, para tanto, impedir que faças valer teu talento, da melhor maneira possível e de acordo com o dever que te obriga a isso.

De fato, não posso acreditar que isso não seja outra coisa senão tua negligência e o pouco cuidado que tens para ser útil ao resto dos homens, o fato de não continuar teu tratado de Física.

Embora possa compreender muito bem que é impossível concluí-lo, se não houver possibilidade de fazer muitas experiências e que essas experiências devem ser feitas às custas do público, mesmo porque sua utilidade retornará a ele, entendo também que os recursos de um cidadão privado não são suficientes para isso.

Não acredito, contudo, que seja isso que te detenha porque não poderias deixar de conseguir daqueles que dispõem dos recursos públicos tudo aquilo que poderias desejar para esse assunto, se te dignasses levar a entender a coisa como ela é e como poderias facilmente representar, se tivesses vontade para tanto.

Tu, no entanto, viveste sempre de uma maneira tão contrária a isso que há motivo para persuadir-se que não querias mesmo receber qualquer ajuda de outrem, mesmo que te fosse oferecida.

Apesar disso, queres que a posteridade te desculpe por não querer mais trabalhar para ela, desde que supões que esse auxílio te é necessário, mas que não podes consegui-lo.

Isso me dá motivo para pensar, não somente que és demasiado negligente, mas talvez também que não tens suficiente coragem para esperar concluir aquilo que aqueles que leram teus escritos esperam de ti.

Apesar disso, és bastante leviano para querer persuadir aqueles que virão depois de nós, ao deixar transparecer que tu não falhaste por tua culpa, mais precisamente porque não reconhecemos tua virtude como devíamos e que nos recusamos em prestar assistência a teus propósitos.

Nisso vejo que tua ambição tira partido porque aqueles que virem teus escritos no futuro haverão de pensar, pelo que publicaste há mais de doze anos, que encontraste desde essa época até o presente tudo o que foi experimentado por ti e que aquilo que falta a inventar em questões de Física é menos difícil do que aquilo que já explicaste. Desse modo, poderias ter-nos dado também tudo aquilo que se pode esperar do raciocínio humano em questões de medicina e de outras utilidades da vida, se tivesses tido a comodidade de fazer as experiências exigidas para isso. E até mesmo não terias deixado, sem dúvida, de encontrar uma grande parte, mas uma justa indignação contra a ingratidão dos homens te impediu de fazer parte de tuas invenções.

Desse modo, pensas que já em repouso podes conquistar tanta reputação quanto se tivesses trabalhado muito. Talvez até mesmo um pouco mais porque geralmente o bem que se possui é menos estimado que aquele que se deseja ou então que se lastima.

Eu, porém, quero tirar-te o meio de conquistar assim a reputação, sem merecê-la. Embora não duvide que não terias podido fazer aquilo que era necessário fazer, se não tivesses desejado a ajuda do público, quero, no entanto, aqui registrá-lo.

Vou até mesmo mandar imprimir esta carta, a fim de que não possas pretender ignorá-la. Se, depois disso, tu te recusas em nos satisfazer, não poderás mais te desculpar perante o mundo.

Fica sabendo, portanto, que não é suficiente para obter alguma coisa do público ter tocado no assunto por uma breve palavra, no prefácio de um livro, sem dizer de modo expresso que a desejas e a esperas, sem explicar as razões que podem provar não somente que a mereces, mas também que há grande interesse em concedê-la e que dela se deve esperar grande benefício.

Estamos acostumados a ver que todos aqueles que imaginam valer alguma coisa fazem tamanho barulho, pedem com tanta inoportunidade o que pretendem e prometem tantas coisas para além do que podem que, quando alguém fala de si somente com modéstia, quando não exige nada de ninguém, quando não promete nada com segurança, apesar de alguma prova que apresenta daquilo que pode, não pensamos nisso e não damos qualquer importância a ele.

Podes dizer talvez que tua índole não te facilita pedir qualquer coisa, nem falar com vantagem de ti mesmo, porque uma coisa parece ser sinal de humilhação e a outra, de orgulho. Acredito, porém, que essa índole deve ser alterada porque provém de erro, de fraqueza, antes que de um pudor honesto e de modéstia.

No que concerne aos pedidos, há somente aqueles que são feitos por necessidade própria àqueles de quem não se tem direito algum de exigir qualquer coisa e só desses se tem motivo para ter alguma vergonha.

É necessário, portanto, que haja aqueles que tendem à utilidade e ao proveito daqueles que os fizeram. Caso contrário, pode-se tirar disso honra e glória, principalmente quando já lhes demos coisas que valem mais que aquelas que pretendemos obter deles.

Em relação ao fato de falar com vantagem de si mesmo, é verdade que é um orgulho extremamente ridículo e recriminável, quando são ditas coisas de si mesmo que são falsas. Mesmo que seja uma vaidade desprezível, embora não se diga senão a verdade, quando se age por ostentação e sem que nenhum bem venha em benefício de ninguém.

Quando, porém, essas coisas são tais que importa que os outros as conheçam, é certo que não podemos ficar calados a respeito senão por uma humildade viciada, que é uma espécie de covardia e de fraqueza.

Ora, importa muito ao público tomar conhecimento daquilo que descobriste nas ciências, a fim de que, julgando por isso sobre aquilo que ainda podes descobrir, seja incitado a contribuir com tudo o que puder para te ajudar, como num trabalho que tem por finalidade o bem geral de todos os homens.

As coisas que já deste, isto é, as importantes verdades que explicaste em teus escritos, valem incomparavelmente mais que tudo o que poderias pedir para esse assunto.

Poderia dizer também que tuas obras falam o suficiente e não há necessidade que acrescentes as promessas e ostentações que, sendo elas próprias dos charlatães que querem enganar, parece não caberem bem a um homem honrado que procura somente a verdade. O que faz com que, porém, os charlatães sejam recrimináveis não é fato de que as coisas que dizem de si próprios sejam grandes e boas, mas é somente porque são falsas e não podem ser provadas por eles, ao passo que aquelas que gostaria que dissesses de ti mesmo são tão verdadeiras e provadas de modo tão evidente por teus escritos, que todas as regras da conveniência te permitem de assegurá-las, além do que, aquelas da caridade, te obrigam a isso porque interessa aos outras tomar conhecimento delas.

De fato, embora teus escritos falem o suficiente para aqueles que os examinam e são capazes de entendê-los, isso contudo não é suficiente para o propósito que eu quero que tenhas porque há quem não os pode ler e aqueles que administram os negócios públicos não têm quase tempo para tanto. Pode acontecer talvez que alguns daqueles que os leram lhes falem deles, mas ainda que possam lhes dizer algo a respeito, a diminuta divulgação que sabem que tu fazes e a demasiada modéstia que sempre tens guardado ao falar de ti mesmo, não permitem que eles façam grande coisa em teu favor.

Mesmo que sejam usados muitos vezes perante eles todos os termos mais apropriados que se possa imaginar para elogia pessoas que não passam de extremamente medíocres, eles não têm motivo para acatar os elogios imensos que são feitos por aqueles que te conhecem como verdades bem exatas, ao passo que, quando alguém fala de si mesmo e que diz coisas realmente extraordinárias, é escutado com mais atenção, principalmente quando é um homem de boa família e que se sabe que não tem o gênio nem a condição para ser tomado por charlatão.

Uma vez que se tornaria ridículo se usasse de hipérboles em semelhante ocasião, se na realidade empregar palavras em seu verdadeiro sentido, aqueles que não querem crer nele são, pelo menos, atraídos por sua curiosidade ou por seus ciúmes e levados a examinar se são realmente verdadeiras.

É por isso que, estando totalmente certo e tendo o público grande interesse em saber, não houve jamais no mundo alguém como tu (ao menos de quem temos os escritos) que tenha descoberto os verdadeiros princípios e reconhecido as primeiras causas de tudo o que foi produzido na natureza e que, tendo já demonstrado por esses princípios todas as coisas que aparecem e se observam geralmente no mundo, é necessário somente que te empenhes em observações mais particulares para encontrar, da mesma forma, as razões de tudo aquilo que pode ser útil aos homens nesta vida e, assim, dar-nos um conhecimento realmente perfeito da natureza de todos os minerais, das virtudes de todas as plantas, das propriedades dos animais e, de modo geral, de tudo aquilo que pode servir à medicina e às outras artes.

Enfim, se essas observações particulares não pudessem ser feitas todas em pouco tempo sem grandes despesas, todos os povos da terra deveriam voluntariamente contribuir, como se fosse a coisa mais importante do mundo e pela qual todos têm igual interesse.

Digo que isso, sendo realmente certo e podendo ser provado de modo suficiente pelos escritos que já publicastes, tu deverias dizê-lo tão alto, publicá-lo com tanto cuidado e colocá-lo de modo tão expresso em todos os títulos de teus livros que não pudesse haver ninguém doravante que o ignorasse.

Desse modo, provocarias primeiramente, ao menos, a vontade de examinar o que vem a ser por muitos e, quanto mais investigassem o assunto e lesse teus escritos com maior cuidado, tanto mais e mais claramente chegariam à conclusão que tu não te gloriaste de maneira falsa.

Há sobretudo três pontos que gostaria que chegasses a fazer perceber a todos. O primeiro é que há uma infinidade de coisas a descobrir na física que podem ser extremamente úteis para a vida. O segundo, que temos grande razão em esperar que tu faças as descobertas dessas coisas. Terceiro, que poderias fazer tantas descobertas a mais, desde que tivesses mais condições para fazer grande número de experiências.

A propósito disso, deve-se prestar atenção ao primeiro ponto, porquanto a maioria dos homens acredita que nada de novo pode ser descoberto nas ciências que seja melhor do que foi descoberto pelos antigos e há até mesmo muitos que sequer sabem o que é a física, nem a que pode servir.

Ora, é fácil provar que o demasiado respeito que dedicamos à antiguidade é um erro que prejudica de modo insofismável ao avanço das ciências. De fato, observamos que os povos selvagens da América e também vários outros que habitam locais menos distantes desfrutam de muito menos comodidades da vida do que nós e, contudo, têm uma origem tão antiga quanto a nossa; apesar disso, têm eles suas razões para nos dizer que se contentam com a sabedoria de seus antepassados e que não acreditam que alguém lhes possa ensinar nada de melhor do que aquilo que foi conhecido e praticado desde a mais remota antiguidade entre eles.

Por isso vemos por experiência que os povos em cujo espírito está mais arraigado esse conceito são os mais ignorantes e os mais rudes. Visto que é também bastante frequente entre nós, isso pode servir de motivo para provar que é mais que necessário que saibamos tudo o que somos capazes de saber.

Isso pode ser provado de modo extremamente claro também pelas várias invenções muito úteis, como o uso da bússola, a arte de imprimir, as lunetas de aproximação e coisas semelhantes, as quais foram descobertas somente nos últimos séculos, embora possam parecer agora bastante simples para aqueles que as conhecem.

Não há nada, porém, de necessidade mais premente que temos de adquirir novos conhecimentos do que em relação à medicina. Ainda que não duvidemos que Deus teve o cuidado de prover esta terra de todas as coisas necessárias aos homens para nela se conservarem em perfeita saúde até uma velhice bem avançada e embora nada haja no mundo de tão desejável como o conhecimento dessas coisas, de modo que foi outrora o principal estudo de reis e sábios, contudo a experiência mostra que estamos ainda tão longe de possuir todo esse conhecimento que, muitas vezes, ficamos detidos na cama por pequenos males que todos os médicos mais sábios desconhecem e que, quando tentam eliminá-los com seus remédios, não fazem senão exasperá-los.

A falha de sua arte e a necessidade que temos em aperfeiçoá-la são tão evidentes que, para aqueles que sequer sabem o que é a física, basta dizer-lhes que é a ciência que deve ensinar a conhecer tão perfeitamente a natureza do homem e de todas as coisas que podem lhe servir de alimento e de medicamento e que por meio dela será fácil evitar todos os tipos de doença.

Sem falar de seus outros usos, somente esse é bastante importante para obrigar os mais insensíveis a favorecer os projetos de um homem, que já provou por meio das coisas que inventou, que temos grandes motivos para esperar dele tudo o que resta ainda a descobrir nesta ciência.

É preciso principalmente, porém, que o mundo saiba que tu provaste isso por ti mesmo. Para esse fim, é necessário que faças um pouco de violência a tua índole e que te desfaças dessa demasiada modéstia que te impediu até aqui de dizer de ti mesmo e dos outros tudo o que tens obrigação de dizer.

Não quero para tanto te colocar perante os doutos deste século. A maioria daqueles que assim denominamos, isto é, todos aqueles que cultivam o designamos usualmente de belas letras, e todos os jurisconsultos, não têm interesse nenhum naquilo que pretendo que tu deves dizer.

Os teólogos, bem como os médicos, não têm interesse algum nisso, a não ser enquanto filósofos. A teologia não depende de modo algum da física, nem mesmo a medicina, da maneira como é praticada hoje pelos mais doutos e prudentes nessa arte. Eles se contentam em seguir as máximas ou as regras que uma longa experiência ensinou e não desprezam tanto a vida dos homens, quanto ao apoiar esses juízos, dos quais muitas vezes ela depende, baseados nos raciocínios incertos da filosofia da escola.

Só restam, portanto, os filósofos, entre os quais, todos aqueles que têm bom senso já estão de teu lado e ficarão satisfeitos ao ver que produzes a verdade de tal forma que a malignidade dos pedantes não a poderá oprimir. Desse modo, serão somente os pedantes os únicos que podem ofender-se com aquilo que terás a dizer. Uma vez que esses são motivo de riso e de desprezo por parte dos homens mais honestos, não te deves preocupar muito com seus queixumes.

Além do mais, tua reputação já os tornou mais inimigos teus do que poderiam sê-lo. Entretanto, tua modéstia agora é causa que alguns deles te ataquem com destemor. Estou certo de que, se demonstrasses teu valor quanto podes e deves, eles se sentiriam tão inferiorizados diante de ti, que não haveria ninguém que não tivesse vergonha de te atacar.

Não vejo, portanto, nada que te impeça de tornar público com ousadia tudo aquilo que julgas que possa servir a teu propósito. Nada me parece mais ser útil para tanto do que aquilo que já escreveste numa carta endereçada ao padre Dinet, carta que mandaste imprimir há sete anos, quando ele era provincial dos jesuítas da França.

Ao falar dos Ensaios que tinhas publicado cinco ou seis anos antes, dizias: "*Nele expliquei não somente uma ou duas, mas mais de seiscentas questões que ninguém antes de mim havia explicado desse modo e, embora muitos tenham examinado meus escritos com persistência e com olhos sombrios e se tenham esforçado para refutá-las de todas as maneiras, nenhum deles, no entanto, segundo me consta, pôde encontrar qualquer coisa de falso. Depois de tantos séculos, quando desabrocharam outras filosofias, que se façam as contas de todas as questões resolvidas por meio delas. Talvez as respostas encontradas não sejam nem tão numerosas nem tão insignes. Pelo contrário, proclamo que não há sequer uma só questão, cuja solução tenha sido alguma vez apresentada com o auxílio dos princípios próprios da filosofia peripatética, sem que possa demonstrar que é irregular e falsa. Tentemos a prova. Proponham-me, não certamente todas as questões (pois, nessa matéria, acredito, não vale a pena o trabalho que exigiria dedicar-lhe muito tempo), mas algumas, pouco numerosas e bem escolhidos, e eu manterei minhas promessas..."*

Assim, apesar de toda a tua modéstia, a força da verdade te obrigou a escrever nesse local o que já tinhas explicado em teus primeiros Ensaios, que não contêm praticamente senão Dióptrica e os Meteoros, mais de seiscentas questões de filosofia que ninguém antes de ti havia conseguido explicar tão bem. Embora muitos tivessem visto teus escritos com suspeita e procurado por todas as espécies de meios refutá-las, não sabes que ninguém, entretanto, tem podido ainda notar qualquer coisa que não fosse verdadeira.

A isso acrescentas que, se quisermos contar uma por uma as questões que puderam ser resolvidas por todas as outras maneiras de filosofar, que ocorreram desde que o mundo existe, talvez possamos observar que não serão em grande número, nem tão notáveis.

Além disso, asseguras que, por meio dos princípios que são próprios à filosofia atribuída a Aristóteles e que é a única ensinada hoje nas escolas, jamais pudemos encontrar a verdadeira solução de qualquer questão. E ainda desafias de modo expresso todos aqueles que ensinam de citar alguma que tenha sido tão bem resolvida por eles que não possas mostrar algum erro em sua solução.

Ora, essas coisas, tendo sido escritas a um provincial dos jesuítas e publicadas há mais de sete anos já, não há dúvida que alguns dos mais capazes dessa grande corporação teriam procurado refutá-las, se não fossem inteiramente verdadeiras ou se somente pudessem ser discutidas com alguma aparência de razão.

Não obstante o pouco alarde que fazes, todos sabem que tua reputação já é tão grande e que eles têm tanto interesse em manter que aquilo que ensinam não é mau, que podem dizer que o negligenciaram.

Todos os doutos sabem de modo suficiente, porém, que não há nada na física da escola que não seja duvidoso. Sabem também que ser duvidoso em tal matéria não é melhor que ser falso porque uma ciência deve ser certa e demonstrativa, de modo que não podem achar estranho que tenhas assegurado que sua física não contém a verdadeira solução de nenhuma questão, pois isso não significa outra coisa senão que não contém a demonstração de nenhuma verdade que os outros ignoram.

Se algum deles examinar teus escritos para refutá-los, achará, pelo contrário, que não contêm senão demonstrações relativas a matérias que eram antes ignoradas por todos. É por isso que, sendo sábios e previdentes como o são, não me admiro que eles se calem, mas fico espantado ao ver que não te dignaste ainda tirar vantagem com seu silêncio, porque não poderias desejar nada melhor que faça ver como tua física difere daquela dos outros.

Importa que observemos sua diferença, a fim de que a má opinião que aqueles que se dedicam aos negócios e têm sucesso costumam ter da filosofia não impeça que desconheçam o mérito da tua. Geralmente eles não julgam aquilo que haverá de acontecer senão por aquilo que já viram acontecer e, uma vez que nunca constataram que o público tenha colhido algum fruto da filosofia da escola que não fosse o de ter ela produzido numerosos homens pedantes, não poderiam imaginar que devessem esperar homens melhores da tua, a não ser que se conseguisse levá-los a considerar que esta, sendo de todo verdadeira, e a outra de todo falsa, seus frutos devem ser inteiramente diferentes.

Com efeito, é um grande argumento, para provar que não há verdade na física da escola, poder dizer que ela foi instituída para ensinar todas as invenções úteis à vida e que, no entanto, embora várias tenham sido descobertas de tempos em tempos, isso nunca ocorreu por meio dessa física, mas somente por acaso e pelo uso. Ou também, se alguma ciência contribuiu com isso, foi somente a matemática. Essa é também a única de todas as ciências humanas, em que o homem pôde há muito encontrar algumas verdades que não podem ser postas em dúvida.

Sei muito bem que os filósofos querem incluí-la como uma parte de sua física, mas visto que quase todos eles a ignoram e que não é verdade que seja uma parte dela, mas, ao contrário, que a verdadeira física é uma parte da matemática, isso nada pode fazer por eles. A exatidão, porém, que já reconhecemos na matemática faz muito por ti. É uma ciência em que tudo é tão constante que tu excedes e superaste de tal modo nisso a vontade que, mesmo aqueles que invejam a estima que tens por parte daqueles que se dedicam a outras ciências, costumam dizer que superas todos os demais nesta e, ao conceder-te um elogio que sabem que não pode ser negado a ti, se tornem com isso menos suspeitos de calúnia, ao se empenharem em negar a outros méritos.

Vemos, naquilo que publicaste sobre geometria, que determinas de tal modo até onde o espírito humano pode chegar e quais são as soluções que podemos dar a cada tipo de dificuldade, que parece que fizeste toda a colheita e que os outros que escreveram antes de ti colheram somente algumas espigas, que não estavam ainda maduras, e que todos aqueles que virão depois não poderão ser senão respigadores que recolherão aquilo que quiseste deixar para eles.

Além disso, mostraste pela solução pronta e fácil de todas as questões que aqueles que quiseram te tentar propuseram que o método que usas para esse efeito é de tal modo infalível que nunca deixas de encontrar por seu meio, no tocante às coisas que examinas, tudo aquilo que o espírito humano pode encontrar.

Desse modo, para fazer com que possamos duvidar que sejas capaz de levar a física em sua última perfeição, é necessário somente que proves que ela não é outra coisa senão uma parte da matemática. Já o provaste muito claramente em teus Princípios quando, ao explicar todas as qualidades sensíveis, sem nada considerar a não ser as grandezas, as figuras e os movimentos, mostraste que este mundo visível, que é todo o objeto da física, não contém senão uma pequena parte dos corpos infinitos, dos quais podemos imaginar que todas as propriedades ou qualidades consistem apenas nessas mesmas coisas, ao passo que o objeto da matemática os contém todos.

O mesmo pode ser também provado pela experiência de todos os séculos. Embora tenha havido ao longo de todos os tempos vários dos melhores espíritos que se dedicaram à pesquisa da física, não poderíamos dizer que alguma vez alguém tenha encontrado algo (isto é, tenha chegado a algum conhecimento verdadeiro no tocante à natureza das coisas corporais) por meio de algum princípio que não pertence à matemática. Ao contrário, pelos princípios que lhe pertencem já descobrimos uma infinidade de coisas muito úteis, a saber, quase tudo o que se conhece em astronomia, em cirurgia, em todas as artes mecânicas. Se há neles alguma coisa a mais do que aquilo que pertence a esta ciência, não é tirada de outra, mas somente de certas observações, das quais não sabemos as verdadeiras causas.

Não poderíamos considerar isso com atenção sem sermos obrigados a confessar que é exclusivamente pela matemática que podemos chegar ao conhecimento da verdadeira física. Assim como não duvidamos que excedes naquela, assim também não há nada que não devamos esperar de ti nesta. Há ainda, contudo, um pouco de escrúpulo pelo fato de que vemos que todos aqueles que conseguiram alguma reputação pela matemática não são por isso capazes de encontrar qualquer coisa em física e mesmo que alguns deles compreendem menos as coisas que escreveste do que muitos que nunca aprenderam antes qualquer ciência.

A isso se pode responder, porém, que sem dúvida são aqueles que têm o espírito mais apropriado para captar as verdades da matemática que entendem mais facilmente tua física porque todos os raciocínios desta são tirados daquela. Não é sempre que esses mesmos tenham a reputação de serem os melhores conhecedores de matemática porque, para adquirir essa reputação, é necessário estudar os livros daqueles que já escreveram sobre esta ciência, o que a maioria não faz. Muitas vezes, aqueles que os estudam, procuram obter pelo trabalho aquilo que a força de seu espírito não lhes pode dar, fatigam demais sua imaginação, chegando mesmo a deturpá-la, e estabelecem com isso conceitos falsos, o que os impede muito mais em penetrar nas verdades que escreves do que passar por grandes matemáticos.

Há tão poucas pessoas que se dedicam a essa ciência que muitas vezes não se encontram senão esses últimos em todo um país. Ainda que, por vezes, haja outros, esses não deixam de alardear que o pouco que sabem lhes custou muito trabalho.

De resto, não é difícil assimilar as verdades que outro descobriu. Para isso, é suficiente ter o espírito desimpedido de toda espécie de falsos conceitos e de querer aplicar-se a elas com bastante atenção. Não é muito difícil também encontrar algumas delas separadas das outras, como fizeram outrora Tales, Pitágoras, Arquimedes e, em nosso século, Gilbert, Kepler, Galileu, Harvey e alguns outros.

Finalmente, podemos sem muita dificuldade imaginar um corpo de filosofia menos monstruoso e baseado em conjeturas mais prováveis, como aquele que se extrai dos escritos de Aristóteles, o que foi feito também por alguns em nossa época. Para formar, porém, um que contenha apenas verdades provadas por demonstrações tão claras e tão certas como aquelas da matemática, é coisa tão difícil, tão rara que, em mais de cinquenta séculos que o mundo já durou, não se encontrou ninguém a não ser somente tu que fizeste ver por teus escritos que podes conseguir.

Como, no entanto, quando um arquiteto colocou todos os fundamentos e levantou as paredes principais de um grande edifício, não duvidamos que possa levar seu projeto a termo porque vemos que já realizou o que era mais difícil, assim também aqueles que leram com atenção o livro de teus Princípios, considerando como colocaste os fundamentos de toda a filosofia natural e como são grandes as consequências de verdades que disso deduziste, não podem duvidar que o método que usas não seja suficiente para fazer com que consigas descobrir tudo o que pode ser encontrado na física. Por causa das coisas que já explicaste, como a natureza do ímã, do fogo, do ar, da água, da terra e de tudo o que aparece nos céus, não parece que sejam menos difíceis que aquelas que podem ainda ser descobertas.

Entretanto, é necessário acrescentar que, por mais hábil que seja um arquiteto em sua arte, é impossível que consiga concluir o edifício que começou, se lhe faltar o material que nele deve ser empregado. De igual modo, por mais que perfeito que possa ser teu método, não pode permitir que prossigas na explicação das causas naturais, se não tiveres condições de fazer as experiências que são exigidas para determinar seus efeitos.

Este é o último dos três pontos que, acredito, deve ser, sobretudo, explicado porque a maioria dos homens não percebe como essas experiências são necessárias, nem as despesas que são exigidas. Aqueles que, sem sair de seu escritório, nem lançar os olhos, aliás, senão sobre seus livros, se empenham em discorrer sobre a natureza, podem muito bem dizer de que forma teriam pretendido criar o mundo, se Deus lhes tivesse conferido o encargo e o poder, ou seja, podem escrever quimeras que têm tanta relação com a debilidade de seu espírito, como a admirável beleza deste universo tem com o poder infinito de seu autor; a menos, porém, que tenham um espírito realmente divino, não podem desse modo ter por eles próprios uma ideia das coisas que seja semelhante àquela que Deus teve para criá-las.

Embora teu método prometa tudo aquilo que pode ser esperado do espírito humano, com relação à pesquisa da verdade nas ciências, não promete contudo ensinar a adivinhar, mas somente a deduzir de certas coisas dadas todas as verdades que podem ser delas deduzidas e essas coisas dadas na física não podem ser senão experiências. Mesmo porque essas experiências são de duas espécies; umas fáceis e que não dependem senão da reflexão sobre as coisas que se apresentam por si mesmas aos sentidos; outras, mais raras e difíceis, às quais não podemos chegar sem algum estudo e algumas despesas.

Podemos observar que já puseste em teus escritos tudo aquilo que parece poder ser deduzido das experiências fáceis e esmo também daquelas mais raras que pudeste aprender nos livros. Além de ter explicado neles a natureza de todas as qualidades que movem os sentidos e de todos os corpos mais comuns existentes na terra, como o ferro, o ar, a água e alguns outros, neles explicaste também tudo o que foi observado até o presente nos céus, todas as propriedades do ímã e muitas observações da química.

Desse modo, não temos razão em esperar mais ainda de ti, no tocante à física, enquanto não tiveres realizado mais experiências, das quais poderias procurar as causas. Não me espanto que não te decidas em fazer essas experiências às tuas custas. Sei que a pesquisa das menores coisas custa muito e, sem levar em conta os alquimistas, nem todos os demais pesquisadores de segredos que costumam arruinar-se nessa tarefa, ouvi dizer que somente a pedra de ímã levou Gilbert a gastar mais de cinquenta mil escudos, embora fosse homem de espírito arguto, como demonstrou, por ter sido o primeiro a descobrir as principais propriedades dessa pedra.

Vi também a *Instauratio Magna* e o *Novus Atlas* de Bacon que me parece ser, de todos aqueles que escreveram antes de ti, aquele que teve as melhores ideias sobre o método que devemos seguir para levar a física à sua perfeição. Todos os recursos, porém, de dois ou três reis, entre os mais poderosos da terra, não seriam suficientes para pôr em execução todas as coisas que são exigidas para esse efeito.

Embora eu pense que não tens necessidade de tantas espécies de experiências que se possa imaginar, porque podes suprir a muitas, tanto por tua habilidade quanto pelo conhecimento das verdades que já descobriste, considerando, no entanto, que o número de corpos particulares que tens ainda a examinar é quase infinito; considerando que não há nenhum que não tenha propriedades bastante diversas e que exijam um número bastante grande de provas, devendo empregar nelas todo o tempo e todo o trabalho de diversos homens; considerando que, segundo as regras de teu método, é necessário examinar ao mesmo tempo todas as coisas que entre elas tiverem alguma afinidade, para observar melhor suas diferenças e fazer classificações que te deem segurança; que poderias assim utilmente servir-te ao mesmo tempo de mais experiências diferentes que somente o trabalho de um grande número de homens capazes poderiam fornecer; considerando, enfim, que não poderias dispor de homens capacitados senão por meio de dinheiro porque, se alguns quisessem prestar seus serviços gratuitamente, não se sujeitariam de modo adequado a seguir tuas ordens e só te levariam a perder tempo; considerando, repito, todas essas coisas, compreendo facilmente que não podes concluir dignamente o projeto que tinhas começado em teus Princípios, isto é, explicar em particular todos os minerais, as plantas, os animais, o homem, da mesma maneira que já explicaste todos os elementos da terra e tudo o que se observa nos céus, a não ser que o público forneça os custos necessários para esse efeito e que, com quanto mais liberalidade forem fornecidos, tanto mais e melhor poderás realizar teu projeto.

Ora, como essas mesmas coisas podem também ser muito facilmente compreendidas por todos e são todas tão verdadeiras que não podem ser postas em dúvida, estou certo de que, se as apresentasses de tal forma que viessem ao conhecimento daqueles a quem Deus, tendo conferido o poder de governar os povos da terra, conferiu também o encargo e o cuidado de empenhar todos os seus esforços para o progresso do bem público, não haveria nenhum deles que não quisesse contribuir a um projeto tão manifestamente útil a todo o mundo.

Embora nossa França, que é tua pátria, seja um Estado tão poderoso que parece que poderias obter unicamente dela tudo o que é exigido para esse efeito, como no entanto as outras nações têm nisso um interesse não menor do que ela, estou certo de que várias delas seriam bastante generosas em contribuir nessa tarefa e de que não haveria nenhuma que fosse tão bárbara que não quisesse tomar parte nisso.

Se tudo o que escrevi aqui, porém, não for suficiente para fazer com que mudes de opinião, eu te suplico que ao menos sejas tão gentil de me enviar teu tratado das Paixões e que concordes em que eu lhe acrescente um prefácio, com o qual seja impresso. Procurarei elaborá-lo de tal modo que não haja nada que possas desaprovar e que não seja tão conforme à opinião de todos aqueles que têm espírito e virtude, de maneira que não haverá ninguém que, depois de o ter lido, não participe do zelo que tenho pelo progresso das ciências. E por ser, etc.

Paris, 6 de novembro de 1648

Resposta à primeira carta

Senhor,

Entre as injúrias e as recriminações que encontro na longa carta que tiveste o trabalho de me escrever, observo tantas coisas em meu benefício que se a imprimisses, como afirmas que pretendes fazê-lo, recearia que se imaginasse que há mais inteligência em nós do que realmente há e que eu teria solicitado de colocar nela muitas coisas que a conveniência não permitiria que fosse eu mesmo que desse isso a público.

É por isso que não me deteria aqui a responder ponto por ponto, mas apresentaria somente duas razões que me parecem que sejam suficientes para impedir de publicá-la. A primeira é que não tenho nenhuma certeza de que o projeto, que julgo que tu tiveste ao escrevê-lo, possa ser levado adiante. A segunda, que não sou da índole que pensas, que não nutro nenhuma indignação, nenhum desgosto que me tire o desejo de fazer tudo o que estiver em meu poder para prestar serviço ao público, ao qual me sinto sobremodo obrigado porque os escritos que já publiquei foram recebidos favoravelmente por muitos.

A razão pela qual te recusei anteriormente o que escrevi sobre as *Paixões*, reside no fato de que não me sinto obrigado a mostrá-lo a outros que não teriam tirado proveito dele. De fato, uma vez que não o havia composto senão para ser lido por uma princesa, cujo espírito é de tal forma superior ao comum, que ela capta sem nenhuma dificuldade o que parece ser mais difícil a nossos doutores, não me detive em explicar o que eu pensava ser algo novo.

Para que não duvides de minha palavra, prometo rever esse escrito das *Paixões* e de acrescentar aquilo que julgar necessário para torná-lo mais inteligível. Depois disso, eu o enviarei a ti para fazer dele o que te aprouver. Sou, etc.

D'Egmond, 4 de dezembro de 1648

SEGUNDA CARTA

Senhor,

Há tanto tempo que espero teu tratado das *Paixões* que já começo a não esperar mais nada e a imaginar que o prometeste a mim para me impedir de publicar a carta que te escrevi anteriormente.

Tenho motivo para crer que ficarias irritado se fosse derrubada a desculpa que apresentas para não concluir teu tratado de física. Meu intento era de derrubá-la com essa carta, tanto mais que as razões que nela aduzi são tais que não me parece que possam ser lidas por qualquer pessoa que tenha em tão pouca conta a honra e a virtude que elas não a incitem a desejar, como eu, que consigas do público aquilo que é exigido para as experiências que dizes serem necessárias.

Eu esperava que caísse facilmente nas mãos de alguns que tivessem o poder de tornar eficaz esse desejo, seja porque têm acesso àqueles que dispõem dos bens do público, seja porque eles próprios dispõem deles. Assim, eu me comprometia a fazer de tal modo que tu tivesses trabalho, apesar de tudo.

Sei muito bem que tens caráter e não gostarias de retribuir com usura aquilo que te seria dado dessa maneira e que isso te levaria a deixar inteiramente a negligência, da qual, no momento, não posso me abster de te acusar, embora eu seja, etc.

23 de julho de 1649

Resposta à segunda carta

Senhor.

Sou de todo inocente do artifício de que acreditas que eu teria usado para impedir que a longa carta que me havias escrito no ano passado fosse publicada. Além de não acreditar em absoluto que pudesse produzir o efeito que pretendias, não sou tão propenso à ociosidade que o receio do trabalho ao qual seria obrigado para examinar várias experiências, se tivesse recebido do público a comodidade de realizá-las, possa prevalecer sobre o desejo que tenho de me instruir e de colocar por escrito alguma coisa que possa ser útil aos demais homens.

Não posso desculpar-me tão bem da negligência de que me acusas. Confesso que passei mais tempo em rever o pequeno tratado que te envio do que passei antes ao compô-lo e, apesar disso, acrescentei pouca coisa e nada mudei do discurso que é tão simples e tão breve que demonstra por si que minha intenção não foi a de explicar as Paixões como orador, nem mesmo como filósofo moral, mas somente como físico.

Assim, prevejo que este tratado não terá melhor sorte que meus outros escritos. Embora seu título talvez convide mais pessoas a lê-lo, somente aqueles que, contudo, se derem a pena de examiná-lo com cuidado poderão ficar satisfeitos com ele.

Tal como está, entrego-o em tuas mãos...

D'Egmond, 14 de agosto de 1649

Primeira parte

Das paixões em geral e ocasionalmente de toda a natureza do homem

ARTIGO 1

O que é paixão em relação a um sujeito é sempre ação a respeito de qualquer outra coisa

Não há nada em que se evidencie melhor como as ciências que recebemos dos antigos são defeituosas do que naquilo que escreveram sobre as paixões, pois, embora seja uma matéria cujo conhecimento foi sempre muito procurado e embora não pareça ser das mais difíceis, porquanto cada um, ao senti-las em si próprio, não precisa tomar de outras fontes nenhuma observação para lhes descobrir a natureza. Entretanto, o que os antigos ensinaram a respeito delas é tão pouco e, na maior parte tão pouco crível, que não posso alimentar nenhuma esperança de me aproximar da verdade, a não ser distanciando-me dos caminhos que eles trilharam.

É por isso que serei obrigado a escrever aqui da mesma maneira como se tratasse de um tema que ninguém antes de mim tivesse tocado. Para começar, considero que tudo o que se faz ou que acontece de novo é geralmente chamado pelos filósofos uma paixão em relação ao sujeito a quem acontece e uma ação em relação àquele que faz com que aconteça, de modo que, embora o agente e o paciente sejam muitas vezes bem diferentes, a ação e a paixão não deixam de ser sempre uma mesma coisa que tem esses dois nomes, em função dos dois sujeitos diversos aos quais podemos relacioná-la.

ARTIGO 2

Para conhecer as paixões da alma cumpre distinguir entre suas funções e aquelas do corpo

Considero também depois que não notamos que haja algum sujeito que atue mais imediatamente contra nossa alma que o corpo ao qual está unida e que, por conseguinte, devemos pensar que aquilo que nela é uma paixão é comumente nele uma ação, de modo que não existe melhor caminho para chegar ao conhecimento de nossas paixões do que examinar a diferença que há entre a alma e o corpo, a fim de saber a qual dos dois se deve atribuir cada uma das funções que existem em nós.

ARTIGO 3

Que regra se deve seguir para esse efeito

Nisso não se encontrará grande dificuldade, se for levado em conta que tudo experimentamos existir em nós e que vemos existir também nos corpos inteiramente inanimados, só deve ser atribuído a nosso corpo. E, ao contrário, que tudo o que existe em nós e que não concebemos de alguma maneira possa pertencer a um corpo, deve ser atribuído a nossa alma.

ARTIGO 4

O calor e o movimento dos membros procedem do corpo e os pensamentos, da alma

Assim, por não concebermos que o corpo pense de alguma forma, temos razão de acreditar que todos os tipos de pensamentos que existem em nós pertencem à alma. E, desde que não duvidamos que haja corpos inanimados que podem mover-se de tantas ou mais diversas maneiras que as nossas e que possuem tanto ou mais calor (o que a experiência mostra na chama, que sozinha possui muito mais calor e movimento que qualquer um de nossos membros), devemos crer que todo o calor e que todos os movimentos existentes em nós, na medida em que não dependem do pensamento, não pertencem senão ao corpo.

ARTIGO 5

É um erro acreditar que a alma confere o movimento e o calor ao corpo

Por esse meio evitaremos um erro realmente considerável em que muitos caíram, de tal modo que acredito que seja a causa principal que impediu até agora a possibilidade de explicar satisfatoriamente as paixões e as outras coisas pertencentes à alma.

Consiste em ter imaginado que, ao ver que todos os corpos mortos são privados de calor e também de movimento, era a ausência da alma que fazia cessar esses movimentos e esse calor. Desse modo, julgou-se, sem razão, que nosso calor natural e todos os movimentos de nossos corpos dependem da alma, ao passo que se devia pensar, ao contrário, que a alma só se ausenta quando se morre, porque esse calor cessa e os órgãos que servem para mover o corpo se corrompem.

ARTIGO 6

Que diferença pode haver entre um corpo vivo e um corpo morto

A fim de evitarmos, portanto, esse erro, consideremos que a morte nunca ocorre por culpa da alma, mas somente porque alguma das principais partes do corpo se corrompe. Julguemos que o corpo de um homem vivo difere daquele de um homem morto como um relógio ou qualquer outra coisa automática (isto é, outra máquina que se move por si mesma), quando estiver montada e quando tiver em si o princípio corporal dos movimentos para os quais foi instituída, com tudo o que é requerido para sua ação, e o mesmo relógio ou qualquer outra máquina quando estiver quebrada e quando o princípio de seu movimento cessar de funcionar.

ARTIGO 7

Breve explicação das partes do corpo e de algumas de suas funções

Para tornar isso mais inteligível, explicarei em poucas palavras toda a forma de que se compõe a máquina de nosso corpo.

Não há ninguém que já não saiba que em nós existem um coração, um cérebro, um estômago, músculos, nervos, artérias, veias e coisas semelhantes. Sabe-se também que os alimentos ingeridos descem ao estômago e aos intestinos, de onde o seu suco, correndo para o fígado e para todas as veias, se mistura com o sangue que elas contêm e, por esse meio, aumentam sua quantidade.

Aqueles que ouviram falar, por pouco que seja, da medicina sabem, além disso, como se compõe o coração e como todo o sangue das veias pode facilmente correr da veia cava em seu lado direito e daí passar aos pulmões pelo vaso que denominamos veia arteriosa[1], depois retornar do pulmão do lado esquerdo do coração pelo vaso denominado artéria venosa e, finalmente, passar daí para a grande artéria, cujos ramos se espalham pelo corpo inteiro.

Mesmo todos aqueles que não foram inteiramente cegados pela autoridade dos antigos e que quiseram abrir os olhos para examinar a opinião de Harvey[2] a respeito da circulação do sangue, não duvidam de que todas as veias e artérias do corpo sejam como riachos por onde o sangue não para de correr muito rapidamente, começando seu curso na cavidade direita do coração pela veia arteriosa, cujos ramos se espalham por todo o pulmão e estão ligados à artéria venosa, pela qual passa do pulmão do lado esquerdo do coração, seguindo daí para a grande artéria, cujos ramos esparsos pelo resto do corpo, se unem aos ramos da veia que levam de novo o mesmo sangue para a cavidade direita do coração, de modo que essas duas cavidades são como eclusas, através de cada uma das quais passa todo o sangue em cada volta que faz pelo corpo.

---

[1] Veia arteriosa foi chamada depois artéria pulmonar. Descartes repete as denominações correntes em sua época, embora a nomenclatura em medicina apresentasse muitas divergências, fruto das intensas pesquisas que eram realizadas nesse período. (N. do T.)

[2] De motu cordis (Do movimento do coração), obra de William Harvey, publicada em 1628. (N. do. T.)

Além disso, sabe-se que todos os movimentos dos membros dependem dos músculos e que estes músculos se opõem uns aos outros de tal modo que, quando um deles se retrai, puxa para si a parte do corpo a que está ligado, o que provoca ao mesmo tempo o alongamento do músculo que lhe é oposto. Se acontecer que, em outro momento, este último venha a se retrair, faz o primeiro se alongar e puxar para si a parte a que eles estão ligados.

Finalmente, sabe-se que todos esses movimentos dos músculos, assim como todos os sentidos, dependem dos nervos que são como filetes ou como pequenos tubos que procedem todos do cérebro e contêm, como ele, certo ar ou vento muito sutil a que chamamos de espíritos amimais.

ARTIGO 8

Qual é o princípio de todas essas funções

Comumente não se sabe, porém, de que forma esses espíritos animais e esses nervos contribuem para os movimentos e para os sentidos, nem qual é o princípio corporal que os faz agir.

Por isso é que, embora já tenha tocado de leve no assunto em outros escritos, não deixarei de dizer aqui sucintamente que, enquanto vivemos, há um calor contínuo em nosso coração, que é uma espécie de fogo que o sangue das veias mantém, e que esse fogo é o princípio corporal de todos os movimentos de nossos membros.

ARTIGO 9

Como se realiza o movimento do coração

Seu primeiro efeito é dilatar o sangue que enche as cavidades do coração. Isso é causa de que esse sangue, tendo necessidade de ocupar um espaço maior, passe com impetuosidade da cavidade direita para a veia arterial e da esquerda para a grande artéria. Depois, cessando essa dilatação, de imediato novo sangue entra da veia cava para a cavidade direita do coração e da artéria venosa para a esquerda, pois há películas nas entradas desses quatro vasos, dispostas de tal modo que fazem com que o sangue não possa entrar no coração, senão pelas duas últimas, nem sair dele, a não ser pelas duas outras[3]. O novo sangue que entrou no coração é imediatamente depois rarefeito, da mesma maneira que o precedente.

E é somente nisso que consiste a pulsação ou o batimento do coração e das artérias, de modo que esse batimento se repete tantas vezes quantas novo sangue entrar no coração. É também somente isso que dá ao sangue seu movimento e o faz correr sem cessar e muito rapidamente em todas as artérias e veias, por meio do qual leva o calor que adquire no coração a todas as outras partes do corpo e lhes serve de alimento.

ARTIGO 10

Como se produzem os espíritos animais no cérebro

O que há aqui de mais notável, porém, é que todas as partes mais vivas e mais sutis do sangue, que o calor rarefez no coração, entram sem cessar em grande quantidade nas cavidades do cérebro. E a causa que faz com que se dirijam para o cérebro, antes que para qualquer outro lugar, é que todo o sangue que sai do coração pela grande artéria toma seu curso em linha reta para esse local e que, não podendo entrar todo, porquanto o cérebro possui apenas passagens muito estreitas, só passam suas partes mais fluidas e mais sutis, enquanto o resto se espalha por todos os outros locais do corpo.

Ora, essas partes muito sutis do sangue compõem os espíritos animais. Para esse efeito, não precisam receber qualquer modificação no cérebro, exceto a de serem nele separadas das outras partes do sangue menos sutis, pois o que denomino aqui de espíritos não são mais que corpos e não têm outra propriedade, a não ser a de serem corpos muito pequenos e se moverem muito depressa, da mesma forma que as partes da chama que sai de uma tocha. Desse modo, não se detêm em nenhum lugar e, à medida que alguns entram nas cavidades do cérebro, outros também saem pelos poros existentes em sua substância, poros que os conduzem aos nervos e daí aos músculos, por meio dos quais movem o corpo de todas as diversas maneiras pelas quais pode ser movido.

[3]Descartes inverte a sístole e a diástole porque desconhece o papel muscular do coração. As películas de que fala são, na realidade, as válvulas do coração.

ARTIGO 11

Como se realizam os movimentos dos músculos

A única causa de todos os movimentos dos membros é que alguns músculos se retraem e seus opostos se alongam, como já foi explicado. E a única causa que faz com que um músculo contraia, e não seu oposto, é que fluem, por pouco que seja, mais espíritos do cérebro para ele do que para o outro. Não que os espíritos que fluem imediatamente do cérebro bastem por si sós para moverem esses músculos, mas determinam os outros espíritos que já existem nesses dois músculos a saírem todos imediatamente de um deles e a passarem para o outro. Dessa forma, aquele de onde saem torna-se mais longo e mais relaxado; e aquele no qual entram, sendo rapidamente inflado por eles, se contrai e puxa o membro ao qual está ligado.

Isso é fácil de conceber, uma vez que se saiba que há pouquíssimos espíritos animais que fluem continuamente do cérebro para cada músculo, mas que há sempre grande quantidade de outros encerrados no mesmo músculo, que nele movem muito depressa, às vezes girando apenas no lugar em que se encontram, isto é, quando não encontram passagens abertas para sair, e às vezes fluindo para o músculo oposto. Isso ocorre porque há pequenas aberturas em cada um desses músculos, por onde esses espíritos podem passar de um para o outro. Essas aberturas estão de tal modo dispostas que, quando os espíritos vindos do cérebro para um deles possuem, por pouco que seja, mais força do que aqueles que vão para o outro, abrem todas as entradas por onde os espíritos do outro músculo podem passar para ele e fecham, ao mesmo tempo, todas aquelas por onde os espíritos desse podem passar para o outro. Desse modo, todos os espíritos antes contidos nesses dois músculos se reúnem com grande rapidez num deles e assim o inflam e o contraem, enquanto o outro se alonga e se distende.

ARTIGO 12

Como os objetos externos atuam sobre os órgãos dos sentidos

Resta ainda saber as causas pelas quais os espíritos não fluem sempre da mesma forma do cérebro para os músculos e pelas quais, às vezes, fluem mais para uns do que para outros.

Além da ação da alma, que em nós é verdadeiramente uma dessas causas, como direi a seguir, há ainda duas outras que não dependem senão do corpo e que é preciso assinalar.

A primeira consiste na diversidade dos movimentos que são excitados nos órgãos dos sentidos por seus objetos, como já explique de maneira bastante ampla na Dióptrica. Para aqueles, porém, que lerem este livro não tenham necessidade de ler outros, repetirei aqui que há três coisas a considerar nos nervos, a saber: sua medula ou substância interior que se estende na forma de tênues filetes desde o cérebro, onde se origina, até as extremidades dos outros membros aos quais esses filetes estão ligados; depois as películas que os envolvem e que, sendo contínuas com aquelas que envolvem o cérebro, compõem pequenos condutos em que ficam encerrados esses tênues filetes; finalmente, os espíritos animais que, levados por esses mesmos condutos, desde o cérebro até os músculos, são a causa de esses filetes permanecerem aí inteiramente livres e estendidos, de tal modo que a menor coisa que mova a parte do corpo, à qual está ligada a extremidade de algum deles, leva a mover pelo mesmo meio a parte do cérebro de onde vem. Precisamente da mesma maneira que, ao puxar uma das pontas de uma corda, move-se a outra.

ARTIGO 13

Esta ação dos objetos externos pode conduzir de modo diverso os espíritos aos músculos

Expliquei também na Dióptrica como todos os objetos da visão não se comunicam a nós senão unicamente porque movem localmente, por intermédio dos corpos transparentes que existem entre eles e nós, os tênues filetes dos nervos ópticos que se encontram no fundo de nossos olhos e, em seguida, os locais do cérebro de onde provêm esses nervos. Digo que os movem de tantas maneiras diversas que nos fazem ver diversidades nas coisas e que não são imediatamente os movimentos que se efetuam no olho, mas aqueles que se realizam no cérebro que representam para a alma esses objetos.

A exemplo disso, é fácil conceber que os sons, os odores, os sabores, o calor, a dor, a fome, a sede e em geral todos os objetos, tanto de nossos demais sentidos externos como de nossos apetites internos, excitam também alguns movimentos em nossos nervos que, por meio deles, são transmitidos até o cérebro. Além de esses diversos movimentos do cérebro levarem a alma a ter diversos sentimentos, eles também podem fazer sem ela com que os espíritos tomem seu curso mais para certos músculos do que para outros e assim movam nossos membros. Isso vou provar aqui somente por meio de um exemplo.

Se alguém estende rapidamente a mão contra nossos olhos, como se fosse para nos atingir, embora soubéssemos que é nosso amigo, que só faz isso por brincadeira e que tomará todo cuidado para não nos causar nenhum mal, temos, no entanto, muita dificuldade em impedir que eles se fechem. Isso mostra que não é por intermédio de nossa alma que se fecham, pois é contra nossa vontade, a qual é, se não a única, ao menos sua principal ação. É, contudo, porque a máquina de nosso corpo é de tal modo composta que o movimento dessa mão contra nossos olhos excita outro movimento em nosso cérebro, movimento que conduz os espíritos animais aos músculos que fazem baixar as pálpebras.

ARTIGO 14

A diversidade existente entre os espíritos também pode diversificar seu curso

A outra causa que serve para conduzir de modo diverso os espíritos animais aos músculos é a agitação desigual desses espíritos e a diversidade de suas partes.

Desde que algumas de suas partes são mais grossas e mais agitadas do que as outras, passam à frente em linha reta nas cavidades e nos poros do cérebro e, por esse meio, são conduzidas a músculos diferentes daqueles para onde iriam, se tivessem menos força.

ARTIGO 15

Quais são as causas de sua diversidade

Essa desigualdade pode proceder das diversas matérias de que se compõem, como se pode ver naqueles que beberam muito vinho, cujos vapores, entrando prontamente no sangue, sobem do coração ao cérebro, onde se convertem em espíritos que, sendo mais fortes e mais abundantes do que aqueles que aí se encontram geralmente, são capazes de mover o corpo de muitas maneiras estranhas.

Essa desigualdade dos espíritos pode proceder também das diversas disposições do coração, do fígado, do estômago, do baço e de todas as outras partes que contribuem para sua produção. Deve-se principalmente observar aqui certos pequenos nervos inseridos na base do coração que servem para alargar e estreitar as entradas dessas concavidades, por meio de que o sangue, dilatando-se nelas mais ou menos fortemente, produz espíritos dispostos de modo diverso.

Cumpre observar também que, embora o sangue que penetra no coração provenha de todos os outros locais do corpo, acontece muitas vezes, no entanto, que é impelido mais de algumas partes do que de outras, porque os nervos e os músculos que correspondem a essas partes o pressionam ou agitam mais e porque, conforme a diversidade das partes de onde flui mais, dilata-se diversamente no coração e em seguida produz espíritos dotados de qualidades diferentes.

Assim, por exemplo, aquele que provém da parte inferior do fígado, onde está o fel, dilata-se de maneira diferente no coração do que aquele que provém do baço e este, por sua vez, de modo diferente daquele proveniente das veias dos braços ou das pernas; finalmente, este de modo totalmente diferente do suco dos alimentos, quando, após ter saído de novo do estômago e dos intestinos, passa rapidamente pelo fígado até o coração.

ARTIGO 16

Como todos os membros podem ser movidos pelos objetos dos sentidos e pelos espíritos, sem a ajuda da alma

Cumpre observar, enfim, que a máquina de nosso corpo é de tal modo composta que todas as mudanças que ocorrem no movimento dos espíritos podem levá-los a abrir alguns poros do cérebro mais que outros e, reciprocamente que, quando algum desses poros está pouco mais ou menos aberto que de costume pela ação dos nervos que servem aos sentidos, isso altera algo no movimento dos espíritos e faz com que sejam conduzidos aos músculos destinados a mover o corpo da forma como ele é geralmente movido por ocasião de uma tal ação.

Desse modo, todos os movimentos que fazemos, sem que para isso nossa vontade contribua (como acontece muitas vezes quando respiramos, caminhamos, comemos e, enfim, quando praticamos todas as ações que nos são comuns com aquelas dos animais), não dependem senão da conformação de nossos membros e do curso que os espíritos, excitados pelo calor do coração, seguem naturalmente no cérebro, nos nervos e nos músculos. Isso, da mesma maneira como o movimento de um relógio é produzido pela única força de sua mola e pela forma de suas rodas.

ARTIGO 17

Quais são as funções da alma

Depois de ter considerado desse modo todas as funções que pertencem somente ao corpo, é fácil reconhecer que nada resta em nós que devemos atribuir à nossa alma, exceto nossos pensamentos. Esses são, principalmente, de dois gêneros, ou seja: uns são as ações da alma e os outros, suas paixões.

Aquelas que designo como suas ações são todas as nossas vontades, porque sentimos que vêm diretamente de nossa alma e parecem depender exclusivamente dela. De igual modo e ao contrário, pode-se em geral designar suas paixões todas as espécies de percepções ou conhecimentos existentes em nós, porque muitas vezes não é nossa alma que as faz tais como são e porque sempre as recebe das coisas por elas representadas.

ARTIGO 18

A vontade

Nossas vontades são, novamente, de duas espécies, pois umas são ações da alma que terminam na própria alma, como quando queremos amar a Deus ou, em geral, aplicar nosso pensamento a qualquer objeto que não é material.

As outras são ações que terminam em nosso corpo, como quando, pelo simples fato de termos vontade de passear, segue-se que nossas pernas se mexem e começamos a caminhar.

ARTIGO 19

A percepção

Nossas percepções também são de duas espécies. Umas têm a alma como causa, outras o corpo. Aquelas que têm a alma como causa são as percepções de nossas vontades e de todas as imaginações ou outros pensamentos que dela dependem, pois é certo que não poderíamos querer qualquer coisa que não percebêssemos pelo mesmo meio que a queremos. E, embora em relação à nossa alma seja uma ação o querer alguma coisa, pode-se dizer que é também nela uma paixão o perceber que ela quer. Entretanto, uma vez que essa percepção e essa vontade são, com efeito, uma mesma coisa, sua denominação se determina sempre pelo que é mais nobre e, por isso, não se costuma denominá-la paixão, mas somente uma ação[4].

ARTIGO 20

As imaginações e outros pensamentos que são formados pela alma

Quando nossa alma se aplica a imaginar alguma coisa que não existe, como se representar um palácio encantado ou uma quimera, e também quando se aplica a considerar algo que é somente inteligível e não imaginável, por exemplo, a considerar sua própria natureza, as percepções que ela tem dessas coisas dependem principalmente da vontade que faz com que as perceba. É por isso que se costuma considerá-las como ações mais do que como paixões.

ARTIGO 21

As imaginações que só têm como causa o corpo

Entre as percepções que são causadas pelo corpo, a maior parte depende dos nervos, mas há também algumas que não dependem deles e que se chamam imaginações, como essas de que acabo de falar,

[4] Em Cartas, escreve a Mersenne, no dia 28 de janeiro de 1641, o seguinte: "Acredito que possamos ter ideia não somente de tudo o que está em nosso intelecto, mas mesmo de tudo o que está na vontade. Não poderíamos querer alguma coisa sem saber que a queremos, nem sabê-lo a não ser por uma ideia; mas não afirmo que essa ideia seja diferente da própria ação."

das quais, não obstante, diferem pelo fato de que nossa vontade não se empenha em formá-las. Isso faz com que não possam ser incluídas no número das ações da alma.

Elas procedem apenas de que, sendo os espíritos agitados de modo diverso e encontrando os traços de diversas impressões que ocorreram precedentemente no cérebro, tomam aí seu curso fortuitamente por certos poros mais do que por outros. Essas são as ilusões de nossos sonhos e também os devaneios a que muitas vezes nos entregamos estando despertos, quando nosso pensamento vagueia negligentemente, sem se aplicar a nada por si mesmo.

Ora, ainda que algumas dessas imaginações sejam paixões da alma, tomando a palavra em sua mais própria e particular significação e ainda que possam ser todas assim denominadas, se o vocábulo for tomado numa acepção mais geral, enquanto, contudo, não têm uma causa tão notável e tão determinada como as percepções que a alma recebe por intermédio dos nervos e que parecem ser apenas a sombra e a pintura destas, antes que possamos distingui-las muito bem, deve-se considerar a diferença que há entre essas outras.

ARTIGO 22

A diferença que existe entre as outras percepções

Todas as percepções que ainda não expliquei chegam à alma por intermédio dos nervos e há entre elas essa diferença pelo fato de relacionarmos umas aos objetos externos que atingem nossos sentidos e as outras, a nosso corpo ou a algumas de suas partes; outras, enfim, à nossa alma.

ARTIGO 23

Percepções que relacionamos com os objetos que existem fora de nós

Aquelas que referimos a coisas situadas fora de nós, isto é, aos objetos de nossos sentidos, são causadas (a menos que nossa opinião não seja falsa) por esses objetos que, provocando alguns movimentos nos órgãos dos sentidos externos, os provocam também no cérebro por intermédio dos nervos, os quais levam alma a senti-los.

Assim, quando vemos a luz de uma tocha e ouvimos o som de um sino, esse som e essa luz são duas ações diversas que, somente por excitarem dois movimentos diversos em alguns de nossos nervos e, por intermédio deles, no cérebro, conferem à alma dois sentimentos diferentes que os relacionamos de tal modo aos objetos que supomos serem sua causa, que pensamos ver a própria tocha e ouvir o sino e não, sentir somente movimentos que procedem deles.

ARTIGO 24

Percepções que relacionamos com nosso corpo

As percepções que relacionamos com nosso corpo ou com algumas de suas partes são aquelas pelas quais sentimos fome, sede e percebemos nossos demais apetites naturais. A esses podemos acrescentar a dor, o calor e as outras afecções que sentimos como em nossos membros e não como nos objetos que existem fora de nós.

Assim, podemos sentir ao mesmo tempo e por intermédio dos mesmos nervos, o frio de nossa mão e o calor da chama da qual ela se aproxima; ou então, ao contrário, o calor da mão e o frio do ar a que ela está exposta, sem que haja qualquer diferença entre as ações que nos fazem sentir o calor ou o frio que existe em nossa mão e aquelas que nos fazem sentir aquele que está fora de nós, a não ser que, uma dessas ações se suceda à outra, julguemos que a primeira já existe em nós e que aquela que se segue não está ainda em nós, mas no objeto que a causa.

ARTIGO 25

Percepções que relacionamos com nossa alma

As percepções que se referem somente à alma são aquelas cujos efeitos se sentem como na própria alma e das quais não se conhece geralmente nenhuma causa próxima, à qual se possa relacioná-las.

Tais são os sentimentos de alegria, de cólera e outros semelhantes que são às vezes excitados em nós pelos objetos que movem nossos nervos e outras vezes também por outras causas.

Ora, ainda que todas as nossas percepções, tanto aquelas que se referem aos objetos que estão fora de nós, como aquelas que se referem às diversas afecções de nosso corpo, sejam verdadeiramente paixões com relação à nossa alma, quando tomamos esse vocábulo em sua significação mais geral, costuma-se contudo restringi-lo para significar somente aquelas que se relacionam com a própria alma. E são apenas essas últimas que eu me propus explicar aqui sob a denominação de paixões da alma.

ARTIGO 26

AS IMAGINAÇÕES QUE DEPENDEM APENAS DO MOVIMENTO FORTUITO DOS ESPÍRITOS PODEM SER PAIXÕES TÃO VERDADEIRAS QUANTO AS PERCEPÇÕES QUE DEPENDEM DOS NERVOS

Resta observar aqui que precisamente as mesmas coisas que a alma percebe por intermédio dos nervos podem ser também representadas a ela pelo curso fortuito dos espíritos, sem que haja outra diferença senão que as impressões que chegam ao cérebro por meio dos nervos costumam ser mais vivas e mais expressas do que aquelas que os espíritos nele excitam, o que me levou a dizer no artigo 21 que as últimas são como a sombra e a pintura das outras.

É preciso observar também que ocorre algumas vezes que essa pintura é tão semelhante à coisa que representa, que podemos nos enganar no tocante às percepções que se relacionam aos objetos fora de nós ou então, no tocante àquelas que se relacionam a algumas partes de nosso corpo, mas não podemos nos enganar da mesma forma no tocante às paixões, porquanto são tão próximas e tão interiores à nossa alma que é impossível que ela as sinta sem que sejam verdadeiramente tais como ela as sente.

Assim, muitas vezes quando dormimos e mesmo algumas vezes estando acordados, imaginamos tão fortemente certas coisas que pensamos vê-las diante de nós ou senti-las no próprio corpo, embora não estejam aí de modo algum. Mesmo que, porém, estejamos adormecidos e sonhando, não poderíamos sentir-nos tristes ou comovidos por qualquer outra paixão, sem que realmente e na verdade a alma tenha em si esta paixão.

ARTIGO 27

A DEFINIÇÃO DAS PAIXÕES DA ALMA

Após ter considerado em que as paixões da alma diferem de todos os seus outros pensamentos, parece-me que podemos de modo geral defini-las como percepções ou sentimentos ou emoções da alma que referimos particularmente a ela e que são causadas, conservadas e fortalecidas por algum movimento dos espíritos.

ARTIGO 28

EXPLICAÇÃO DA PRIMEIRA PARTE DESSA DEFINIÇÃO

Podemos denominá-las percepções quando nos servimos geralmente dessa palavra para significar todos os pensamentos que não subsistem como ações da alma ou vontades, mas não quando nos servimos dela apenas para significar conhecimentos evidentes. A experiência mostra que os mais agitados por suas paixões não são aqueles que as conhecem melhor e que elas pertencem ao número das percepções que a estreita aliança existente entre a alma e o corpo torna confusas e obscuras. Podemos também denominá-las sentimentos porque são recebidas na alma da mesma forma que os objetos dos sentidos exteriores e não são conhecidos por ela de outra maneira.

Podemos, porém, chamá-las melhor ainda emoções da alma, não somente porque essa denominação pode ser atribuída a todas as mudanças que nela sobrevêm, isto é, a todos os diversos pensamentos que lhe ocorrem, mas particularmente porque, de todas as espécies de pensamentos que ela pode ter, não há outros que a agitem e a abalem tão fortemente como essas paixões.

ARTIGO 29

EXPLICAÇÃO DA OUTRA PARTE DESSA DEFINIÇÃO

Acrescento que elas se relacionam particularmente com a alma, para distingui-las dos outros sentimentos que relacionamos, alguns deles aos objetos exteriores, como os odores, os sons, as cores, e os outros a nosso corpo, como a fome, a sede, a dor. Acrescento também que são causadas, conservadas e fortalecidas por algum movimento dos espíritos, a fim de distingui-las de nossas vontades, que podemos denominar emoções da alma que se relacionam com ela, mas que são causadas por ela própria e também, a fim de explicar sua derradeira e mais próxima causa, que as distingue novamente dos outros sentimentos.

ARTIGO 30

A ALMA ESTÁ UNIDA A TODAS AS PARTES DO CORPO CONJUNTAMENTE

Entretanto, para compreender mais perfeitamente todas essas coisas, é necessário saber que a alma está verdadeiramente unida a todo o corpo e que não se pode propriamente dizer que ela esteja em alguma de suas partes com exclusão das outras, porque o corpo é uno e de alguma forma indivisível, em razão da disposição de seus órgãos, que se relacionam de tal modo uns aos outros que, quando algum deles é retirado, isso torna todo o corpo defeituoso.

Além do mais, porque ela é de uma natureza que não tem qualquer relação com a extensão nem com as dimensões ou outras propriedades da matéria de que o corpo se compõe, mas somente com todo o conjunto de seus órgãos, como se evidencia pelo fato de não podermos de maneira alguma conceber a metade ou um terço de uma alma, nem qual extensão ocupa e por não se tornar ela menor ao cortar-se alguma parte do corpo, mas separar-se inteiramente dele quando se dissolve o conjunto de seus órgãos.

ARTIGO 31

HÁ UMA PEQUENA GLÂNDULA NO CÉREBRO, NA QUAL A ALMA EXERCE SUAS FUNÇÕES MAIS PARTICULARMENTE DO QUE NAS OUTRAS PARTES

É necessário também saber que, embora a alma esteja unida a todo o corpo, não obstante há nele alguma parte em que ela exerce suas funções mais particularmente do que em todas as outras.

Acredita-se comumente que essa parte é o cérebro ou talvez o coração. O cérebro, porque é com ele que se relacionam os órgãos dos sentidos. O coração, porque é nele que parece que sentimos as paixões.

Examinando a coisa com cuidado, porém, parece-me ter reconhecido de modo evidente que a parte do corpo em que a alma exerce imediatamente suas funções não é de forma nenhuma o coração. Não é também todo o cérebro, mas somente a mais interior de suas partes, que é uma certa glândula muito pequena, situada no meio de sua substância e de tal modo suspensa por cima do conduto pelo qual os espíritos de suas cavidades anteriores têm comunicação com aqueles da posterior, que os menores movimentos que nela existem podem contribuir muito para modificar o curso desses espíritos e, reciprocamente, as menores modificações que sobrevêm ao curso dos espíritos podem contribuir muito para alterar os movimentos dessa glândula.

ARTIGO 32

Como se conhece que essa glândula é a principal sede da alma

A razão que me persuade de que a alma não pode ter em todo o corpo nenhum outro lugar, exceto essa glândula, na qual exerce imediatamente suas funções, é que considero que as outras partes de nosso cérebro são todas duplas, assim como temos dois olhos, duas mãos, duas orelhas e, enfim, todos os órgãos de nossos sentidos externos são duplos. Além disso, uma vez que não temos senão um único e simples pensamento de uma mesma coisa ao mesmo tempo, cumpre necessariamente que haja algum lugar em que as duas imagens, que chegam pelos dois olhos ou as duas outras impressões que são recebidas de um só objeto pelos duplos órgãos dos outros sentidos, possam reunir-se em uma, antes que cheguem à alma, a fim de que não representem a ela dois objetos em vez de um só.

Pode-se facilmente conceber que essas imagens ou outras impressões se reúnem nessa glândula por intermédio dos espíritos que preenchem as cavidades do cérebro, mas não há nenhum outro local no corpo onde possam assim unir-se, senão depois que tenham estado reunidas nessa glândula.

ARTIGO 33

A sede das paixões não está no coração

Em relação à opinião daqueles que pensam que a alma recebe suas paixões no coração, não pode ser de modo algum levada em consideração, pois está baseada apenas no fato de que as paixões exercem nele alguma alteração.

E é fácil observar que essa alteração só é sentida, como que no coração, por intermédio de um pequeno nervo que desce do cérebro para ele, assim como a dor é sentida como que no pé, por intermédio dos nervos do pé; e os astros são percebidos como que no céu por intermédio de sua luz e dos nervos óticos, de modo que não é mais necessário que nossa alma exerça imediatamente suas funções no coração para nele sentir suas paixões do que é necessário que ela esteja no céu para nele ver os astros.

ARTIGO 34

Como a alma e o corpo agem um contra o outro

Concebamos, pois, aqui que a alma tem sua sede principal na pequena glândula que está no meio do cérebro, de onde irradia para todo o resto do corpo, por intermédio dos espíritos, dos nervos e mesmo do sangue que, participando das impressões dos espíritos, pode levá-los pelas artérias a todos os membros e lembrando-nos ainda do que já foi dito anteriormente a respeito da máquina de nosso corpo, a saber, que os tênues filetes de nossos nervos são de tal forma distribuídos em todas as suas partes que, por ocasião dos diversos movimentos aí provocados pelos objetos sensíveis, abrem de modo diverso os poros do cérebro.

Isso faz com que os espíritos animais contidos em suas cavidades entrem de maneira diversa nos músculos, por meio de que podem mover os membros de todas as diversas formas que esses são capazes de ser movidos e também que todas as outras causas que podem mover diversamente os espíritos bastam para conduzi-los a diversos músculos.

Acrescentemos aqui que a pequena glândula, que é a principal sede da alma, está de tal forma suspensa entre as cavidades que contêm esses espíritos, que pode ser movida por eles de tantos modos diversos quantas são as diversidades sensíveis nos objetos, mas que pode também ser diversamente movida pela alma que é de tal natureza que recebe em si tantas impressões diversas, isto é, que ela tem tantas percepções diversas, quantos movimentos diferentes ocorrem nessa glândula.

Mais ainda, como reciprocamente a máquina do corpo é de tal forma composta que, pelo simples fato de ser essa glândula diversamente movida pela alma ou por qualquer outra causa que possa existir, ela impele os espíritos que a circundam para os poros do cérebro que os conduzem pelos nervos aos músculos, por meio de que ela os leva a mover os membros.

ARTIGO 35

Exemplo da forma como as impressões dos objetos se unem na glândula que está no meio do cérebro

Assim, por exemplo, se vemos algum animal vir em nossa direção, a luz refletida de seu corpo pinta duas imagens dele, uma em cada um de nossos olhos. Essas duas imagens formam duas outras, por intermédio dos nervos óticos, na superfície interior do cérebro, defronte a suas concavidades. Depois daí, por intermédio dos espíritos que enchem essas cavidades, essas imagens irradiam de tal modo para a pequena glândula envolvida por esses espíritos, que o movimento que compõe cada ponto de uma das imagens tende para o mesmo ponto da glândula para o qual tende o movimento que forma o ponto da outra imagem, o qual representa a mesma parte desse animal, por meio do que as duas imagens existentes no cérebro compõem apenas uma única na glândula, que, agindo imediatamente contra a alma, lhe faz ver a figura desse animal.

ARTIGO 36

Exemplo da maneira como as paixões são excitadas na alma

Além disso, se essa figura é muito estranha e muito assustadora, isto é, se ela tem muita relação com as coisas que foram anteriormente nocivas ao corpo, isto excita na alma a paixão do temor e, em seguida, aquela da ousadia ou então, aquela do medo e do terror, conforme o diverso temperamento do corpo ou a força da alma e conforme nos tenhamos anteriormente garantido pela defesa ou pela fuga contra as coisas prejudiciais, com as quais se relaciona a presente impressão.

Isso torna o cérebro de tal modo disposto, em certos homens, que o espíritos refletidos da imagem assim formada na glândula seguem daí, parte para os nervos que servem para voltar as costas e mexer as pernas para fugir e parte para os nervos que alargam ou contraem de tal modo os orifícios do coração ou então, que agitam de tal forma as outras partes de onde o sangue lhe é enviado, que esse sangue, rarefazendo-se de forma diferente da comum, envia espíritos ao cérebro que são próprios para conservar e fortalecer a paixão do medo, isto é, que são próprios para manter abertos ou então para abrir de novo os poros do cérebro, que os conduzem aos mesmos nervos.

Isso pelo simples fato de que esses espíritos entram nesses poros, excitam um movimento particular nessa glândula, o qual é instituído pela natureza, para fazer sentir à alma essa paixão. E como esses poros se relacionam principalmente com os pequenos nervos que servem para apertar ou alargar os orifícios do coração, isso faz com que a alma a sinta principalmente como que no coração.

ARTIGO 37

Como todas parecem causadas por algum movimento dos espíritos

E como acontece coisa semelhante com todas as outras paixões, a saber, que são principalmente causadas pelos espíritos que estão contidos nas cavidades do cérebro, enquanto tomam seu curso para os nervos que servem para alargar ou estreitar os orifícios do coração ou para impelir de modo diverso em sua direção o sangue que se encontra nas outras partes ou, de qualquer outra maneira que seja, para conservar a mesma paixão, pode-se claramente compreender, de tudo isso, porque afirmei há pouco em sua definição que são causadas por algum movimento particular dos espíritos.

ARTIGO 38

Exemplo dos movimentos do corpo que acompanham as paixões e que não dependem da alma

De resto, de igual forma como o curso seguido por esses espíritos para os nervos do coração basta para imprimir movimento à glândula, pelo qual o medo é posto na alma, da mesma maneira, pelo simples fato de que alguns espíritos vão ao mesmo tempo para os nervos que servem para mexer as pernas ao fugir, causam um outro movimento na mesma glândula, por meio do qual a alma sente e percebe essa fuga que dessa forma pode ser excitada no corpo pela simples disposição dos órgãos e sem que a alma para tanto contribua.

ARTIGO 39

Como uma mesma causa pode excitar diversas paixões em diversos homens

A mesma impressão que a presença de um objeto assustador exerce sobre a glândula, e que causa o medo em alguns homens, pode excitar em outros a coragem e a ousadia.

Isso porque nem todos os cérebros estão dispostos da mesma forma e também porque mesmo movimento da glândula, que em alguns excita o medo, faz com que em outros os espíritos entrem nos poros do cérebro e os conduzem, parte para os nervos que servem para mexer as mãos a fim de se defender e parte para aqueles que agitam e impelem o sangue para o coração, da maneira que é requerida para produzir espíritos próprios para continuar esta defesa e manter vontade de prossegui-la.

ARTIGO 40

Qual é o principal efeito das paixões

Cumpre observar que o principal efeito de todas as paixões nos homens é que elas incitam e dispõem sua alma a querer as coisas para as quais elas preparam seus corpos, de modo que o sentimento do medo a incita a fugir, aquele da audácia a querer combater, e assim também em relação aos outros.

ARTIGO 41

Qual é o poder da alma em relação ao corpo

A vontade, porém, é de tal modo livre por sua própria natureza que nunca pode ser forçada. Das duas espécies de pensamentos que distingui na alma, das quais uns são as ações, isto é, suas vontades, e os outros, suas paixões, tomando esta palavra em sua significação mais geral que compreende todas as espécies de percepções.

Os primeiros estão absolutamente em seu poder e só indiretamente podem ser modificados pelo corpo, como, ao contrário, os últimos dependem absolutamente das ações que os produzem e só podem ser modificados indiretamente pela alma, exceto quando ela própria é sua causa.

Toda a ação da alma consiste em que, pelo simples fato de querer alguma coisa, faz com que a pequena glândula, à qual está estreitamente unida, se mova da forma que é exigida para produzir o efeito que se relaciona com esta vontade.

ARTIGO 42

Como encontramos em nossa memória as coisas de que nos queremos lembrar

Assim, quando a alma quer lembrar-se de alguma coisa, essa vontade faz com que a glândula, inclinando-se sucessivamente para diversos lados, impila os espíritos para diversos locais do cérebro, até que encontrem aquele onde estão os traços deixados pelo objeto de que queremos nos lembrar.

Esses traços não são outra coisa senão os poros do cérebro, pelos quais os espíritos tomaram anteriormente seu curso por causa da presença desse objeto, adquirindo assim maior facilidade que os outros para serem de novo abertos da mesma maneira pelos espíritos que para eles se dirigem.

Desse modo, esses espíritos, encontrando esses poros, entram neles mais facilmente que nos outros, excitando, por esse meio, um movimento particular na glândula que representa à alma o mesmo objeto e lhe faz saber que é aquele do qual queria lembrar-se.

ARTIGO 43

Como a alma pode imaginar estar atenta e mover o corpo

Assim, quando queremos imaginar alguma coisa que nunca vimos, essa vontade tem o poder de induzir a glândula a mover-se da forma que é exigida para impelir os espíritos para os poros do cérebro, por cuja abertura essa coisa pode ser representada.

Assim, quando pretendemos fixar a atenção para considerar por algum tempo um mesmo objeto, essa vontade retém a glândula durante esse tempo, inclinada para um mesmo lado.

Assim, enfim, quando queremos caminhar ou mover o próprio corpo de qualquer outra maneira, essa vontade induz a glândula a impelir os espíritos para os músculos que servem para esse efeito.

ARTIGO 44

Cada vontade é naturalmente unida a algum movimento da glândula, mas que, por arte ou por hábito, pode-se uni-la a outros

Não é sempre, contudo, que a vontade de provocar em nós algum movimento ou algum outro efeito pode levar-nos a excitá-lo, mais isso muda conforme a natureza ou o hábito tenham unido de maneira diversa cada movimento da glândula a cada pensamento.

Assim, por exemplo, se quisermos dispor nossos olhos para olhar um objeto muito distante, essa vontade faz com que a pupila se dilate. Se quisermos dispô-los para olhar um objeto muito próximo, essa vontade faz com que a pupila se contraia. Se pensarmos, no entanto, somente em alargar a pupila, em vão teremos essa vontade, porquanto nem por isso conseguiremos alargá-la, uma vez que a natureza não uniu o movimento da glândula que serve para impelir os espíritos para o nervo ótico da maneira que é exigida para dilatar ou para contrair a pupila com a vontade de dilatar ou contrair, mas antes com aquela de olhar objetos afastados ou próximos.

Quando, ao falar, pensamos apenas no sentido do que queremos dizer, isso faz com que mexamos a língua e os lábios muito mais rapidamente e muito melhor do que se pensássemos em mexê-los de todas as formas requeridas para proferir as mesmas palavras, uma vez que o hábito que adquirimos, ao aprender a falar, fez com que juntássemos a ação da alma que, por meio da glândula, pode mover a língua e os lábios, mais com o significado das palavras que resultam desses movimentos do que com os próprios movimentos.

ARTIGO 45

Qual é o poder da alma em relação a suas paixões

Nossas paixões não podem também ser diretamente excitadas nem suprimidas pela ação de nossa vontade. Podem sê-lo indiretamente, porém, pela representação das coisas que costumam estar unidas às paixões que queremos ter e que são contrárias àquelas que queremos rejeitar.

Assim, para excitar em si a ousadia e eliminar o medo, não basta ter a vontade de fazê-lo, mas é necessário aplicar-se a considerar as razões, os objetos ou os exemplos que persuadem de que o perigo não é grande, de que há sempre mais segurança na defesa do que na fuga, de que se conquistará glória e alegria de ter vencido, ao passo que não se pode esperar senão pesar e vergonha por ter fugido, e coisas semelhantes.

ARTIGO 46

Qual é a razão que impede a alma de dispor inteiramente de suas paixões

Há uma razão particular que impede a alma de poder rapidamente modificar ou deter suas paixões, razão que me deu motivo de colocar, há pouco em sua definição, que elas não são apenas causadas, mas também conservadas e fortalecidas por algum movimento particular dos espíritos.

Esta razão é que elas são quase todas acompanhadas de alguma emoção que se produz no coração e, por conseguinte, também em todo o sangue e nos espíritos, de modo que, enquanto essa emoção não cessar, elas continuam presentes em nosso pensamento da mesma forma que os objetos sensíveis aí estão presentes, enquanto agem contra os órgãos de nossos sentidos.

Como a alma, ao prestar demasiada atenção a qualquer outra coisa, pode impedir-se de ouvir um pequeno ruído ou de sentir uma pequena dor, mas não pode impedir-se da mesma forma de ouvir o trovão ou de sentir o fogo que queima a mão, assim ela pode dominar facilmente as paixões menores, mas não as mais violentas e as mais fortes, a não ser depois que a emoção do sangue e dos espíritos se apaziguou.

O máximo que a vontade pode fazer, enquanto essa emoção está em pleno vigor, é não consentir em seus efeitos e reter muitos dos movimentos aos quais ela dispõe o corpo.

Por exemplo, se a cólera faz levantar a mão para bater, a vontade pode geralmente detê-la; se o medo incita as pernas a fugir, a vontade pode detê-las, e assim por diante.

ARTIGO 47

Em que consistem os combates que se costuma imaginar entre a parte inferior e a superior da alma

Não é senão na repugnância que existe entre os movimentos que o corpo, por seus espíritos, e que a alma, por sua vontade, tendem a excitar ao mesmo tempo na glândula, é que consistem todos os combates que se costuma imaginar entre a parte inferior da alma, denominada sensitiva, e a superior, que é racional, ou então, entre os apetites naturais e a vontade.

Isso porque não há em nós senão uma só alma e esta alma não tem em si nenhuma diversidade de partes. A mesma que é sensitiva é racional e todos os seus apetites são vontades.

O erro que se cometeu ao fazê-la desempenhar diversas personagens, que são geralmente contrárias umas às outras, provém apenas do fato que não se distinguiu bem suas funções daquelas do corpo, ao qual somente se deve atribuir tudo o que pode ser observado em nós que repugne a nossa razão.

Desse modo, não há nisso outro combate senão que, como a pequena glândula que fica no meio do cérebro pode ser impelida de um lado, pela alma, e de outro, pelos espíritos animais, que são apenas corpos, como já disse anteriormente, acontece muitas vezes que esses dois impulsos são contrários e que o mais forte impede o efeito do outro.

Ora, podemos distinguir duas espécies de movimentos excitados pelos espíritos na glândula. Uns representam à alma os objetos que movem os sentidos ou as impressões que se encontram no cérebro e não efetuam qualquer esforço sobre a vontade; outros efetuam algum esforço sobre ela, a saber, aqueles que causam as paixões ou os movimentos dos corpos que as acompanham.

Quanto aos primeiros, embora impeçam com frequência as ações da alma ou sejam impedidos por elas, contudo, por não serem diretamente contrários, não se verifica neles nenhum combate.

Só os observamos entre os últimos e as vontades que os repugnam. Por exemplo, entre o esforço com que os espíritos impelem a glândula para causar na alma o desejo de alguma coisa e aquele com que a alma a repele pela vontade que tem de fugir da mesma coisa.

Aquilo que faz principalmente surgir esse combate é que, não tendo a vontade o poder de excitar diretamente as paixões, como já foi dito, ela é obrigada a usar de arte e aplicar-se a considerar sucessivamente diversas coisas; entre essas, se acontecer que uma tenha a força de modificar por um momento o curso dos espíritos, pode acontecer que a seguinte não a tenha e que os espíritos retomem o curso logo depois, porque a disposição precedente nos nervos, no coração e no sangue não mudou, o que faz com que a alma se sinta impelida quase ao mesmo tempo a desejar e a não desejar uma mesma coisa.

A partir daí é que se teve a ideia de imaginar nela duas potências que se combatem. Pode-se ainda, no entanto, conceber algum combate, pelo fato de muitas vezes a mesma causa que excita na alma alguma paixão excitar também certos movimentos no corpo, para os quais a alma em nada contribui e os quais ela detém ou procura deter tão logo os perceba. É o mesmo que se experimenta, por exemplo, quando aquilo que excita o medo faz também com que os espíritos entrem nos músculos que servem para mexer as pernas para fugir e faz com que a vontade que se possui de ser ousado os detenha.

ARTIGO 48

Em que se conhece a força ou a fraqueza das almas equal é o mal das mais fracas

Ora, é pelo sucesso desses combates que cada um pode conhecer a força ou a fraqueza de sua alma.

Aqueles em quem a vontade pode naturalmente, com maior facilidade, vencer as paixões e deter os movimentos do corpo que as acompanham têm, sem dúvida, as almas mais fortes.

Há, porém, aqueles que não podem comprovar sua força porque nunca fazem com que sua vontade combata com suas armas próprias, mas somente com aquelas que lhes fornecem algumas paixões para resistir a algumas outras.

Aquilo que denomino suas próprias armas são juízos firmes e determinados sobre o conhecimento do bem e do mal, segundo os quais ela resolveu conduzir as ações de sua vida.

As almas mais fracas de todas são aquelas cuja vontade não se decide assim em seguir certos juízos, mas se deixa levar continuamente pelas paixões presentes que, sendo muitas vezes contrárias umas às outras, a puxam, cada uma por sua vez, para seu partido e, empregando-a para combater contra si mesma, atiram a alma ao estado mais deplorável em que possa subsistir.

Assim, quando o medo representa a morte como um mal extremo e que só pode ser evitado pela fuga, se a ambição de outro lado representa a infâmia dessa fuga, como um mal pior que a morte, essas duas paixões agitam diversamente a vontade que, obedecendo ora a uma, ora a outra, se opõe de maneira contínua a si própria, tornando assim a alma escrava e infeliz.

ARTIGO 49

A força da alma não é suficiente sem o conhecimento da verdade

É verdade que há realmente poucos homens tão fracos e irresolutos que nada queiram senão aquilo que suas paixões lhes ditam.

A maioria tem juízos determinados, segundo os quais regula

parte de suas ações. Embora muitas vezes esses juízos sejam falsos e mesmo baseados em algumas paixões, pelas quais a vontade se deixou anteriormente vencer ou seduzir, entretanto, como ela continua a segui-los quando a paixão que os causou está ausente, podemos considerá-los como suas próprias armas e pensar que as almas são mais fortes ou mais fracas, na medida em que possam seguir mais ou menos esses juízos e resistir às paixões presentes que lhes são contrárias.

Há, entretanto, grande diferença entre as resoluções que procedem de alguma falsa opinião e aquelas que se apoiam exclusivamente no conhecimento da verdade, uma vez que, se seguirmos essas últimas, estamos seguros de que não teremos jamais do que nos lamentar nem arrepender, ao passo que o teremos sempre, se seguirmos as primeiras, quando descobrirmos o erro.

ARTIGO 50

Não existe alma tão fraca que não possa, sendo bem conduzida, adquirir poder absoluto sobre suas paixões

É útil saber que, como já foi dito anteriormente, embora cada movimento da glândula pareça ter sido unido pela natureza a cada um de nossos pensamentos, desde o começo de nossa vida, pode-se contudo uni-los a outros por hábito.

Assim como a experiência mostra nas palavras que excitam movimentos na glândula, os quais, segundo a instituição da natureza, representam à alma apenas seu som, quando proferidas pela voz ou a imagem de suas letras, quando escritas, e que, apesar disso, pelo hábito adquirido em pensar naquilo que significam quando ouvimos o som delas ou então, quando vemos suas letras, costumam fazer conceber esse significado antes que a imagem de suas letras ou mesmo o som de suas sílabas.

É útil também saber que, embora os movimentos, tanto da glândula como dos espíritos e do cérebro, que representam à alma certos objetos estejam naturalmente unidos aos que provocam nela certas paixões, podem no entanto, por hábito, ser separados destes e unidos a outros muito diferentes, mesmo que esse hábito possa ser adquirido por uma única ação e não exija longa prática.

Assim, quando encontramos inopinadamente alguma coisa muito suja num alimento que comemos com apetite, a surpresa desse achado pode mudar de tal forma a disposição do cérebro que não poderemos mais ver esse alimento a seguir senão exceto com asco, ao passo que anteriormente o comíamos com prazer.

Pode-se observar a mesma coisa nos animais. Embora eles não possuam razão, nem talvez pensamento algum, todos os movimentos dos espíritos e da glândula que provocam em nós as paixões não deixam de existir neles também e servem-lhes para conservar e fortalecer, não como em nós as paixões, mas os movimentos dos nervos e dos músculos que costumam acompanhá-las.

Assim, quando um cão vê uma perdiz, é naturalmente levado a correr em sua direção e, quando ouve o tiro de um fuzil, esse ruído o incita naturalmente a fugir. Apesar disso, adestram-se geralmente de tal maneira os cães perdigueiros que a vista de uma perdiz os leva a deter-se e o ruído que ouvem depois, quando alguém atira na perdiz, os leva a correr para ela.

Ora, essas coisas são úteis de saber para dar coragem a cada um de nós para aprender a regular suas paixões.

Uma vez que se pode, com um pouco de arte, mudar os movimentos do cérebro nos animais desprovidos de razão, é evidente que se pode fazê-lo melhor ainda nos homens. Mesmo aqueles que possuem as almas mais fracas poderiam adquirir um império absoluto sobre todas as suas paixões, se empregassem bastante habilidade em domá-las e conduzi-las.

Segunda parte

Do número e da ordem das paixões e a explicação das seis primitivas

ARTIGO 51

Quais são as primeiras causas das paixões

Já se sabe, pelo que foi dito anteriormente, que a última e mais próxima causa das paixões da alma não é outra senão a agitação com que os espíritos movem a pequena glândula situada no meio do cérebro.

Isso, porém, não é suficiente para poder distingui-las umas das outras. Torna-se necessário procurar suas fontes e examinar suas primeiras causas.

Ora, ainda que possam algumas vezes ser causadas pela ação da alma, que se determina a conceber estes ou aqueles objetos, e também pelo exclusivo temperamento do corpo ou pelas impressões que se encontram fortuitamente no cérebro, como acontece quando nos sentimos tristes ou alegres sem que possamos apresentar qualquer motivo, parece, no entanto, pelo que foi dito, que todas elas podem também ser excitadas pelos objetos que afetam os sentidos e que esses objetos são suas causas mais comuns e principais. Disso decorre que, para encontrar todas, é suficiente considerar todos os efeitos desses objetos.

ARTIGO 52

Qual é seu uso e como podem ser enumeradas

Observo, além disso, que os objetos que afetam nossos sentidos não provocam em nós diversas paixões por causa de todas as diversidades que existem neles, mas somente por causa das diversas formas pelas quais podem nos prejudicar ou beneficiar ou então, em geral, ser importantes.

O uso de todas as paixões consiste somente no fato de que elas dispõem a alma a querer as coisas que a natureza dita serem úteis a nós e a persistir nessa vontade, assim como a mesma agitação dos espíritos, que costuma causá-las, dispõe o corpo aos movimentos que servem para a execução dessas coisas.

Por isso é que, para enumerá-las, é preciso somente examinar, por ordem, de quantas maneiras diferentes que nos importam podem nossos sentidos ser movidos por seus objetos.

Apresentarei aqui a enumeração de todas as principais paixões, segundo a ordem pela qual podem ser assim encontradas.

A ORDEM E A ENUMERAÇÃO DAS PAIXÕES

ARTIGO 53

A admiração

Quando o primeiro contato com algum objeto nos surpreende e quando o julgamos que é novo ou muito diferente daquele que conhecíamos antes ou daquele que supúnhamos que deveria ser, isso faz com que passemos a admirá-lo e a nos espantarmos com ele.

Como isso pode acontecer antes de sabermos de algum modo se esse objeto nos é conveniente ou não, parece-me que a admiração é a primeira de todas as paixões.

E ela não tem contrário, porquanto, se o objeto que se apresenta nada tem em si que nos surpreenda, não ficamos de nenhum modo impressionados por ele e o consideramos sem paixão.

ARTIGO 54

A estima e o desprezo, a generosidade ou o orgulho, a humildade ou a baixeza.

À admiração está unida a estima ou o desprezo, conforme se o que admiramos é a grandeza de um objeto ou sua pequenez.

Desse modo, podemos estimar-nos ou desprezar-nos a nós próprios, de onde provêm as paixões e, em seguida, os hábitos de magnanimidade ou de orgulho e de humildade ou de baixeza.

ARTIGO 55

A veneração e o desdém

Quando, porém, estimamos ou desprezamos outros objetos, que consideramos como causas livres, capazes de fazer o bem ou o mal, da estima procede a veneração e, do simples desprezo, o desdém.

ARTIGO 56

O amor e o ódio

Ora, todas as paixões precedentes podem ser excitadas em nós sem que percebamos de maneira alguma se o objeto que as causa é bom ou mau. Quando, porém, uma coisa nos é apresentada como boa em relação a nós, isto é, como sendo conveniente para nós, isso faz com que tenhamos amor por ela. E quando nos é apresentada como má ou nociva, isso nos incita ao ódio.

ARTIGO 57

O desejo

Da mesma consideração do bem e do mal nascem todas as outras paixões. Para colocá-las segundo uma ordem, porém, distingo os tempos e, considerando que elas nos levam a olhar o futuro muito mais que o presente ou o passado, começo pelo desejo.

Não somente quando se deseja adquirir um bem que ainda não se possui ou evitar um mal que se julga possa sobrevir, mas também quando se deseja somente a conservação de um bem ou a ausência de um mal, que é tudo aquilo a que essa paixão pode estender-se, é evidente que ela considera sempre o futuro.

ARTIGO 58

A esperança, o temor, o ciúme, a segurança e o desprezo

Basta pensar que a aquisição de um bem ou o seguimento de um mal é possível para sermos incitados a desejá-la. Quando, porém, consideramos, além disso, se há muita ou pouca probabilidade de se obter o que se deseja, aquilo que nos representa haver muita excita em nós a esperança e aquilo que nos representa haver pouca excita o temor, do qual o ciúme é uma espécie. Quando a esperança é extrema, muda de natureza e se denomina segurança ou confiança, assim como, ao contrário, o extremo temor torna-se desespero.

ARTIGO 59

A irresolução, a coragem, a ousadia, a emulação, a covardia e o pavor

Podemos assim esperar e temer, ainda que a realização do que aguardamos não dependa de modo nenhum de nós, mas quando é representado como realmente dependente de nós, pode haver dificuldade na escolha dos meios ou na execução. Da primeira surge a irresolução que nos dispõe a deliberar e tomar conselho. À última se opõe a coragem ou a ousadia, da qual a emulação é uma espécie. E a covardia é contrária à coragem, como o medo ou o pavor é contrário à ousadia.

ARTIGO 60

O remorso

Se estivermos determinados a alguma ação, antes que a irresolução seja suprimida, isso faz brotar o remorso de consciência que não se refere ao tempo futuro, como as paixões precedentes, mas ao presente ou ao passado.

ARTIGO 61

A alegria e a tristeza

A consideração do bem presente excita em nós a alegria e a consideração do mal, tristeza, quando é um bem ou um mal que nos é representado como pertencente a nós.

ARTIGO 62

A zombaria, a inveja, a piedade

Quando, porém, nos é representado como pertencente a outros homens, podemos considerá-los dignos ou indignos disso.

Quando os consideramos dignos, isso não provoca em nós outra paixão senão a alegria, porquanto é para nós algum bem ver que as coisas acontecem como devem. Há somente essa diferença, a de que a alegria que procede do bem é séria, ao passo que aquela que procede do mal é acompanhada de riso e de zombaria.

Se nós, porém, os considerarmos indignos deles, o bem excita a inveja e o mal excita a piedade, que são espécies de tristeza.

Deve-se observar que as mesmas paixões que se referem aos bens ou aos males presentes podem também muitas vezes referir-se àqueles que estão por vir, enquanto a opinião que se tem de que hão de sobrevir os representa como presentes.

ARTIGO 63

A satisfação consigo mesmo e o arrependimento

Podemos também considerar a causa do bem ou do mal, tanto presente como passado. O bem que foi feito por nós mesmos nos dá uma satisfação interior, que é a mais doce de todas as paixões, ao passo que o mal provoca o arrependimento, que é a mais amarga.

ARTIGO 64

O FAVOR E O RECONHECIMENTO

O bem, no entanto, que foi feito por outros é causa de que os tenhamos em favor, ainda que não seja a nós que tenha sido feito. Se for feito a nós, ao favor acrescentamos o reconhecimento.

ARTIGO 65

A INDIGNAÇÃO E A CÓLERA

Do mesmo modo, o mal feito por outros, não estando relacionado a nós, faz somente com que tenhamos para com eles indignação. E quando está relacionado conosco, também suscita a cólera.

ARTIGO 66

A GLÓRIA E A VERGONHA

Além disso, o bem que existe ou existiu em nós, quando está relacionado com a opinião que os outros podem ter a seu respeito, excita em nós glória e o mal, vergonha.

ARTIGO 67

O DESGOSTO, O PESAR E O CONTENTAMENTO

Às vezes a duração do bem causa o tédio ou o desgosto, ao passo que a duração do mal diminui a tristeza. Enfim, do bem passado resulta o pesar, que é uma espécie de tristeza, e do mal passado resulta o contentamento, que é uma espécie de alegria.

ARTIGO 68

PORQUE ESSA ENUMERAÇÃO DAS PAIXÕES É DIFERENTE DA GERALMENTE ACEITA

Aí está a ordem que me parece ser a melhor para enumerar as paixões. Sei muito bem que nisso me afasto da opinião de todos aqueles que até agora escreveram a respeito elas, mas não o faço sem grande razão.

Os outros tiram sua enumeração do fato de distinguirem na parte sensitiva da alma dois apetites que designam, um concupiscível e o outro, irascível.

Como não reconheço na alma nenhuma distinção de partes, como acabei de dizer há pouco, isto me parece não significar outra coisa senão que ela tem duas faculdades, uma de desejar e a outra de se irritar. Desde que ela tem da mesma forma as faculdades de admirar, amar, esperar, temer e assim de receber em si cada uma das outras paixões ou de praticar as ações às quais essas paixões a impelem, não vejo porque quiseram relacionar todas elas com a concupiscência ou com a cólera.

Além disso, sua enumeração não compreende todas as principais paixões, como creio que esta o faz. Falo apenas das principais porque se poderia ainda distinguir muitas outras mais particulares, porquanto seu número é indefinido.

ARTIGO 69

Há somente seis paixões primitivas

O número, porém, daquelas que são simples e primitivas não é muito grande. Fazendo uma revisão de todas aquelas que enumerei, pode-se facilmente observar que há apenas seis que são tais, ou seja, a admiração, o amor, o ódio, o desejo, a alegria e a tristeza. Todas as outras se compõem de algumas dessas seis ou então são espécies delas.

Por isso, para que sua multidão não embarace os leitores, tratarei aqui separadamente das seis primitivas. Em seguida, mostrarei de que forma todas as outras se originam delas.

ARTIGO 70

A admiração, sua definição e sua causa

A admiração é uma súbita surpresa da alma que faz com que ela se ponha a considerar com atenção os objetos que lhe parecem raros e extraordinários.

Desse modo, é causada primeiramente pela impressão que se tem no cérebro que representa o objeto como raro e, por conseguinte, digno de ser muito considerado; a seguir, pelo movimento dos espíritos, que são dispostos por essa impressão a tender com grande força para o local do cérebro onde ela se encontra, a fim de aí fortalecê-la e conservá-la; como também são dispostas por ela a passar daí para os músculos destinados a reter os órgãos dos sentidos na mesma situação em que se encontram, a fim de que ela seja ainda conservada por eles, se foi por eles que foi formada.

ARTIGO 71

Nesta paixão não ocorre nenhuma mudança no coração nem no sangue

Esta paixão tem a particularidade de não observarmos que seja acompanhada de qualquer mudança no coração e no sangue, como acontece com as outras paixões. A razão disso é que, não tendo nem o bem nem o mal por objeto, mas somente o conhecimento da coisa que se admira, ela não tem relação com o coração e o sangue, dos quais depende todo o bem do corpo, mas somente com o cérebro, onde estão os órgãos dos sentidos que servem a esse conhecimento.

ARTIGO 72

Em que consiste a força da admiração

Isso não impede que ela tenha muita força por causa da surpresa, isto é, da chegada súbita e inopinada da impressão que modifica o movimento dos espíritos, surpresa que é própria e particular a essa paixão, de modo que, quando se encontra em outras, como costuma encontrar-se em quase todas e aumentá-las, é porque a admiração está unida a elas.

Sua força depende de duas coisas, a saber, da novidade e do fato de que o movimento que causa possui, desde o começo, toda a sua força. É certo que um tal movimento produz mais efeito do que aqueles que, sendo de início fracos e só crescendo pouco a pouco, podem ser facilmente desviados.

É certo também que os objetos dos sentidos que são novos afetam o cérebro em certas partes que não costumam ser afetadas. Essas partes, sendo mais tenras ou menos firmes que aquelas que foram enrijecidas por uma agitação frequente, isso aumenta o efeito dos movimentos que esses objetos aí provocam.

Isso não deverá ser julgado incrível, se for considerado que uma razão análoga faz com que, estando as plantas de nossos pés habituadas a um contato bastante rude, por causa do peso do corpo que sustentam, sintamos muito pouco esse contato quando caminhamos, ao passo que outro muito menor e mais suave, como ao fazermos cócegas nelas, nos é quase insuportável, somente porque não é usual para nós.

ARTIGO 73

O que é o espanto

Essa surpresa tem tanto poder para fazer com que os espíritos, que estão localizados nas cavidades do cérebro, tomem seu curso para o local onde está a impressão do objeto admirado, que ela os impele às vezes todos para lá e os deixa de tal forma ocupados em conservar essa impressão que nenhum deles passa de lá para os músculos, nem mesmo que se desvia de algum modo das primeiras pegadas que seguiu no cérebro.

Isso faz com que o corpo inteiro permaneça imóvel como uma estátua e que só se possa perceber do objeto a primeira face que se apresentou e, por conseguinte, que não se possa adquirir dele um conhecimento mais específico. É isso que se denomina usualmente estar espantado. E o espanto é um excesso de admiração que só pode ser mau.

ARTIGO 74

Para que servem todas as paixões e em que prejudicam

Ora, é fácil saber, pelo que foi dito anteriormente, que a utilidade de todas as paixões não consiste senão em fortalecer e fazer durar na alma pensamentos que é bom que ela conserve e que poderiam facilmente, sem isso, ser apagados. Assim como todo o mal que podem causar consiste em fortalecer e conservar esses pensamentos mais do que o necessário ou então em fortalecer e conservar outros nos quais não vale a pena deter-se.

ARTIGO 75

Para que serve de modo particular a admiração

Pode-se dizer especificamente da admiração que ela é útil porque nos leva a aprender e a reter em nossa memória coisas que antes ignorávamos. Admiramos somente aquilo que nos parece raro e extraordinário. Coisa alguma pode parecer-nos assim senão porque é diferente das coisas que conhecíamos, pois é essa diferença que faz com que a denominemos extraordinária.

Ora, ainda que uma coisa que nos era desconhecida se apresente de novo a nosso entendimento ou a nossos sentidos, não a retemos por isso em nossa memória, se a ideia que dela temos não for fortalecida em nosso cérebro por alguma paixão ou então pela aplicação de nosso entendimento, que nossa vontade determina a uma atenção e reflexão específicas.

As outras paixões podem servir para que observemos as coisas que parecem boas ou más, mas só temos a admiração para aquelas que parecem unicamente raras. Por isso, vemos que aqueles que não possuem nenhuma inclinação natural para essa paixão são ordinariamente muito ignorantes.

ARTIGO 76

Em que ela pode prejudicar e como se pode suprir sua falta e corrigir seu excesso

Acontece muito mais frequentemente, porém, que admiramos em demasia e que nos espantamos ao perceber coisas que merecem pouca ou nenhuma consideração, do que admiramos demasiado pouco. Isso pode suprimir inteiramente ou perverter o uso da razão.

É por isso que, embora seja bom ter nascido com alguma inclinação para essa paixão, porque isso nos dispõe para a aquisição das ciências, devemos, contudo, procurar em seguida livrar-nos dela o mais possível.

É fácil suprir sua falta por uma reflexão e atenção particulares, a que nossa vontade sempre pode obrigar nosso entendimento, quando julgamos que a coisa que se apresenta vale a pena. Não há, porém, outro remédio para impedir de admirar com excesso senão adquirir o conhecimento de muitas coisas e exercitar-se na consideração de todas aquelas que possam parecer mais raras e mais estranhas.

ARTIGO 77

Não são os mais estúpidos nem os mais hábeis os mais propensos à admiração

De resto, embora sejam unicamente os embrutecidos e os estúpidos que não são levados naturalmente à admiração, isto não quer dizer que os mais dotados de espírito sejam os mais inclinados a ela, mas são principalmente aqueles que, embora possuam um senso comum bastante bom, não têm, contudo, em grande conta sua suficiência.

ARTIGO 78

Seu excesso pode converter-se em hábito quando se deixa de corrigi-lo

Embora essa paixão pareça diminuir com o uso porque, quanto mais encontrarmos coisas raras que admiramos, mais nos acostumamos a cessar de admirá-las e a pensar que todas aquelas que podem apresentar-se depois são vulgares.

Entretanto, quando é excessiva e faz com que se detenha somente a atenção na primeira imagem dos objetos que se apresentaram, sem adquirir deles outro conhecimento, deixa após si um hábito que dispõe a alma a deter-se da mesma forma em todos os outros objetos que se apresentam, desde que lhe pareçam, por pouco que seja, novos.

É isso que faz persistir a doença daqueles que são cegamente curiosos, isto é, que procuram as raridades somente para admirá-las e não para conhecê-las. Eles se tornam pouco a pouco tão presos à admiração, que coisas de importância alguma não são menos capazes de retê-los do que aquelas cuja busca é mais útil.

ARTIGO 79

As definições do amor e do ódio

O amor é uma emoção da alma, causada pelo movimento dos espíritos, que a incita a unir-se voluntariamente aos objetos que lhe parecem convenientes.

O ódio é uma emoção, causada pelos espíritos, que incita a alma a querer estar separada dos objetos que se apresentam a ela como nocivos.

Digo que essas emoções são causadas pelos espíritos, a fim de distinguir o amor e o ódio, que são paixões e dependem do corpo, tanto dos juízos que levam também a alma a se unir voluntariamente às coisas que ela considera boas e a se separar daquelas que considera más, como emoções que somente esses julgamentos excitam na alma.

ARTIGO 80

O que significa unir-se ou separar-se voluntariamente

Do resto, pela palavra voluntariamente não pretendo falar aqui do desejo, que é uma paixão à parte e que se relaciona com o futuro, mas do consentimento pelo qual nos consideramos presentemente como unidos com aquilo que amamos, de modo que imaginamos um todo, do qual pensamos constituir somente uma parte e do qual a coisa amada é a outra.

Como, ao contrário, no ódio nos consideramos como um todo só, inteiramente separado da coisa pela qual temos aversão.

ARTIGO 81

Da distinção que se costuma fazer entre o amor de concupiscência e o de benevolência

Ora, distinguem-se geralmente duas espécies de amor, uma das quais é denominada amor de benevolência, isto é, que incita a querer o bem para o que se ama; a outra é designada amor de concupiscência, isto é, que leva a desejar a coisa que se ama.

Parece-me, contudo, que essa distinção considera somente os efeitos do amor e não sua essência. De fato, tão logo nos unimos voluntariamente a algum objeto, de qualquer natureza que seja, temos por ele benevolência, isto é, unimos também a ele voluntariamente as coisas que acreditamos que lhe sejam convenientes, o que é um dos principais efeitos do amor.

Se julgarmos que é um bem possuí-lo ou estar associado a ele de outra forma que não a voluntária, passamos a desejá-lo, o que é também um dos mais usuais efeitos do amor.

ARTIGO 82

Como paixões muito diferentes combinam enquanto participam do amor

Não é necessário também distinguir tantas espécies de amor quantos são os diversos objetos que se pode amar. Por exemplo, embora as paixões que um ambicioso tem pela glória, um avarento pelo dinheiro, um beberrão pelo vinho, um bruto pela mulher que deseja violentar, um homem de honra por seu amigo ou por sua amante e um bom pai por seus filhos, sejam muito diferentes entre si, contudo, desde que participam do amor, elas são semelhantes.

Os quatro primeiros, porém, têm amor apenas pela posse dos objetos aos quais se refere sua paixão e não o têm pelos objetos em si, pelos quais nutrem somente desejo misturado com outras paixões particulares, ao passo que o amor que um bom pai tem por seus filhos é tão puro que nada deseja deles e não quer possuí-los de outra maneira senão como o faz, nem estar unido a eles mais estreitamente do que já está, mas considerando-os como outros tantos ele próprio, procura o bem deles como o seu próprio, ou mesmo com maior cuidado, porque, representando-se que ele e eles formam um todo, do qual ele não é a melhor parte, prefere muitas vezes os interesses deles aos próprios e não teme perder-se para salvá-los.

A afeição que as pessoas de honra têm por seus amigos é dessa mesma natureza, embora raramente seja tão perfeita. E aquela que têm pela amada participa muito dela, mas participa também um pouco da outra.

ARTIGO 83

A DIFERENÇA QUE EXISTE ENTRE A SIMPLES AFEIÇÃO, A AMIZADE E A DEVOÇÃO

Pode-se, segundo me parece, com melhor razão distinguir o amor pela estima que se dedica ao que se ama em comparação com si próprio. Quando se estima o objeto do próprio amor menos que a si mesmo, não se sente por ele senão uma simples afeição. Quando se estima o mesmo de igual forma que a si próprio, isso se chama amizade. E quando se estima mais o mesmo, a paixão que se tem pode ser chamada devoção.

Assim, pode-se ter afeição por uma flor, por um pássaro, por um cavalo, mas a menos que não se tenha o espírito muito desregrado, não se pode nutrir amizade senão pelos homens.

E eles são de tal forma objeto dessa paixão, que não há homem tão imperfeito que não se possa ter por ele amizade muito perfeita, quando se pensa ser amado por ele e quando se tem a alma verdadeiramente nobre e generosa, conforme o que será explicado mais adiante nos artigos 154 e 156.

No tocante à devoção, seu principal objeto é sem dúvida a soberana divindade, em relação à qual não se pode deixar de ser devoto quando a gente a conhece como se deve. Entretanto, pode-se também ter devoção pelo próprio príncipe, pelo próprio país, pela própria cidade e até mesmo por um homem específico, quando a gente o estima mais que a si próprio.

Ora, a diferença que existe entre essas três espécies de amor aparece principalmente por seus efeitos, pois, uma vez que em todas a ente se considera como ligado e unido à coisa amada, a gente está sempre pronto a abandonar a parte menor do todo que a gente compõe com ela para conservar a outra. Isso faz com que, na simples afeição, se prefira sempre a si próprio ao que se ama e que, ao contrário, na devoção prefere-se de tal forma a coisa amada que a si mesmo, que não se receia morrer para conservá-la.

A respeito disso, múltiplos exemplos foram vistos, como aqueles que se expuseram à morte certa em defesa de seu príncipe ou de sua cidade e até mesmo, algumas vezes, em favor de pessoas particulares às quais se haviam devotado.

ARTIGO 84

NÃO HÁ TANTAS ESPÉCIES DE ÓDIO COMO DE AMOR

De resto, embora o ódio seja diretamente oposto ao amor, não se distinguem nele, contudo, tantas espécies, porque não se denota tanto a diferença que existe entre os males de que se está separado voluntariamente como a que existe entre os bens a que se está unido.

ARTIGO 85

O ENCANTO E O HORROR

Não encontro senão uma única distinção considerável que seja semelhante num e noutro. Consiste em que os objetos, tanto do amor como do ódio, podem ser representados à alma pelos sentidos exteriores ou então pelos interiores e por sua própria razão, pois denominamos geralmente bem ou mal aquilo que nossos sentidos interiores ou nossa razão nos levam a julgar conveniente ou contrário à nossa natureza, mas denominamos belo ou feio aquilo que nos é assim representado por nossos sentidos exteriores, principalmente por aquele da visão, o qual por si só é mais considerado que todos os outros.

Disso surgem duas espécies de amor, isto é, aquela que se tem pelas coisas boas e aquela que se tem pelas belas, ao qual se pode conferir o designativo de encanto, a fim de não confundi-lo com o outro, nem tampouco com o desejo, ao qual muitas vezes se atribui o nome de amor.

Disso surgem, da mesma forma, duas espécies de ódio, uma das quais se relaciona com as coisas más e a outra com aquelas que são feias e esta última pode ser chamada horror ou aversão, para distingui-la da outra.

O que há nisto, porém, de mais notável é que essas paixões de encanto e horror costumam ser mais violentas que as outras espécies de amor ou de ódio, uma vez que aquilo que chega à alma, representado pelos sentidos, a toca mais fortemente do que aquilo que lhe é representado pela razão e que, no entanto, elas contêm geralmente menos verdade. Desse modo, de todas as paixões, são essas que mais enganam e das quais é preciso mais cuidadosamente se guardar.

ARTIGO 86

A definição do desejo

A paixão do desejo é uma agitação da alma, causada pelos espíritos, paixão que a dispõe a querer para o futuro as coisas que ela se representa como convenientes. Assim, não se deseja somente a presença do bem ausente, mas também a conservação do presente. Além do mais, a ausência do mal, tanto daquele que já se tem como daquele que se julga poder sofrer em tempos futuros.

ARTIGO 87

O que é uma paixão que não tem contrário

Sei muito bem que geralmente na escola se opõe a paixão que procura o bem, a única que se denomina desejo, àquela que tende à fuga do mal, que é denominada aversão.

Desde que, porém, não há nenhum bem, cuja privação não seja um mal, nem qualquer mal considerado como coisa positiva, cuja privação não seja um bem e que, procurando, por exemplo, as riquezas, foge-se necessariamente da pobreza, que, ao fugir das doenças, procura-se a saúde, e assim por diante, parece-me que é sempre um mesmo movimento que leva à procura do bem e ao mesmo tempo à fuga do mal que lhe é contrário. Observo nisto somente essa diferença, ou seja, que o desejo que se tem quando se tende a algum bem é acompanhado de amor e, em seguida, de esperança e de alegria, ao passo que o mesmo desejo, quando se tende a distanciar-se do mal contrário a esse bem, é acompanhado de ódio, de temor e de tristeza, o que é causa de que seja julgado contrário a si mesmo.

Se, porém, se quiser considerá-lo quando ele se refere igualmente e ao mesmo tempo a algum bem para procurá-lo e ao mal oposto para evitá-lo, pode-se ver com toda a evidência que um e outro não constituem senão uma única paixão.

ARTIGO 88

Quais são suas diversas espécies

Haveria mais razão em distinguir o desejo em tantas espécies diversas quantos são os diversos objetos que são procurados.

A curiosidade, por exemplo, que não é senão um desejo de conhecer, é muito diferente do desejo de glória e este do desejo de vingança, e assim por diante. Aqui basta saber, porém, que há tantos desejos quantas são as espécies de amor ou de ódio e que os mais consideráveis e os mais fortes são aqueles que nascem do encanto e do horror.

ARTIGO 89

Qual é o desejo que nasce do horror

Ora, embora não seja senão um mesmo desejo que tenda à procura de um bem e à fuga do mal que lhe é contrário, assim como já foi dito, o desejo que brota do encanto não deixa de ser muito diferente daquele que brota do horror, pois esse encanto e esse horror, que verdadeiramente são contrários, não são o bem e o mal que servem de objetos a esses desejos, mas somente duas emoções da alma que a predispõem a procurar duas coisas muito diferentes.

Isso quer dizer que o horror é instituído pela natureza para representar à alma uma morte súbita e inopinada, de modo que, embora seja às vezes apenas o contato de um vermezinho ou rumor de uma folha tremulante ou sua sombra, que provoque o horror, sente-se primeiramente tanta emoção como se um perigo de morte muito evidente se oferecesse aos sentidos, o que faz surgir subitamente a agitação que leva a alma a empregar todas as suas forças para evitar um mal tão presente. Essa espécie de desejo é que se chama geralmente de fuga ou aversão.

ARTIGO 90

Qual é aquele que nasce do encanto

Ao contrário, o encanto foi particularmente instituído pela natureza para representar o prazer por aquilo que encanta, como o maior de todos os bens pertencentes ao homem. Isso faz com que se deseje ardentemente esse prazer.

É verdade que há diversas espécies de encantos ou agrados e que os desejos que deles brotam não são todos igualmente poderosos. Por exemplo, a beleza das flores nos incita somente a olhá-las e aquela dos frutos, a comê-los.

O principal, porém, é aquele que provém das perfeições que imaginamos numa pessoa que pensamos capaz de tornar-se outro nós mesmos. Com a diferença do sexo, que a natureza estabeleceu nos homens bem como nos animais destituídos de razão, ela estabeleceu também certas impressões no cérebro que fazem com que, em determinada idade e em determinado tempo, nos consideremos como defeituosos e como se não fôssemos senão a metade de um todo, do qual uma pessoa do outro sexo deve constituir a outra metade. Desse modo, a aquisição dessa metade é confusamente representada pela natureza como o maior de todos os bens imagináveis.

Ainda que se veja muitas pessoas desse outro sexo, nem por isso se deseja muitas ao mesmo tempo, uma vez que a natureza não leva a imaginar que se necessite de mais de uma metade.

Quando, porém, se observa em uma alguma coisa que encanta ou agrada mais do que aquilo que se observa ao mesmo tempo nas outras, isso determina a alma a sentir unicamente por ela todo a inclinação que a natureza lhe confere para procurar o bem que ela lhe representa como o maior que se possa possuir. Essa inclinação ou esse desejo que nasce assim do encanto é denominado com o apelativo de amor, mais comumente do que a paixão de amor, descrita anteriormente. Por isso, produz os mais estranhos efeitos e é ele que serve de matéria principal aos escritores de romances e aos poetas.

ARTIGO 91

A definição da alegria

A alegria é uma agradável emoção da alma, na qual reside o prazer que ela frui do bem que as impressões do cérebro lhe representam como seu.

Digo que é nessa emoção que reside o desfrute do bem, pois, com efeito, a alma não recebe nenhum outro fruto de todos os bens que possui e, enquanto não extrai deles nenhuma alegria, pode-se dizer que não os desfruta mais do que se não os possuísse.

Acrescento também que se trata do bem que as impressões do cérebro lhe representam como seu, a fim de não confundir esta alegria, que é uma paixão, com a alegria puramente intelectual que chega à alma pela exclusiva ação da alma e que se pode considerar uma agradável emoção excitada nela por ela própria, na qual consiste o gozo que ela frui do bem que seu entendimento lhe representa como seu.

É verdade que, enquanto a alma está unida ao corpo, essa alegria intelectual não pode deixar de ser acompanhada da outra, que é uma paixão, pois, tão logo nosso entendimento percebe que possuímos algum bem, embora esse bem possa ser tão diferente de tudo quanto pertence ao corpo, que não seja de modo algum imaginável, a imaginação não deixa de produzir de imediato alguma impressão no cérebro, da qual se segue o movimento dos espíritos que excita a paixão da alegria.

ARTIGO 92

A definição da tristeza

A tristeza é um langor desagradável em que reside a incomodidade que a alma recebe do mal ou do defeito que as impressões do cérebro lhe representam como pertencendo a ela. Há também uma tristeza intelectual, que não é a paixão, mas que quase nunca deixa de acompanhá-la.

ARTIGO 93

Quais são as causas dessas duas paixões

Ora, quando a alegria ou a tristeza intelectual excitam aquela que é uma paixão, sua causa é bastante evidente. Vê-se, por suas definições, que a alegria provém da opinião que se tem de possuir algo bom e a tristeza da opinião que se tem de possuir algo ruim ou algo defeituoso.

Acontece muitas vezes, porém, que nos sentimos tristes ou alegres sem que possamos tão distintamente notar o bem ou mal que são suas causas, a saber, quando esse bem ou esse mal provocam suas impressões no cérebro sem o intermédio da alma, às vezes porque pertencem apenas ao corpo e, outras vezes, também, embora pertençam à alma, porque ela não os considera como bem e mal, mas sob outra forma qualquer, cuja impressão está unida àquela do bem e do mal no cérebro.

ARTIGO 94

Como essas paixões são excitadas por bens e males que se referem somente ao corpo e em que consistem o prazer físico e a dor

Assim, quando gozamos de saúde perfeita e o tempo é mais sereno do que de costume, sentimos em nós um contentamento que não provém de nenhuma função do entendimento, mas somente das impressões que o movimento dos espíritos provoca no cérebro. De igual modo, sentimo-nos tristes como quando o corpo está indisposto, mesmo que não saibamos que esteja.

Assim, o prazer dos sentidos é seguido de tão perto pela alegria e a dor pela tristeza, que a maioria dos homens não os distingue. Diferem tanto, contudo, que podemos algumas vezes sofrer dores com alegria e sentir prazeres que desagradam.

A causa, porém, que faz com que a alegria em geral seja seguida do prazer é que tudo aquilo que se chama prazer ou sentimento agradável consiste os objetos dos sentidos excitam nos nervos algum movimento que seria capaz de prejudicá-los. Se não tivessem bastante força para lhe resistir ou se o corpo não estivesse bem-disposto, o que provoca uma impressão no cérebro que, sendo instituída pela natureza para testemunhar essa boa disposição e essa força, a representa à alma como um bem que lhe pertence na medida em que está unida ao corpo e, assim, nela excita a alegria.

É quase a mesma razão que faz com que se sinta naturalmente prazer ao ficar emocionado com todas as espécies de paixões, mesmo com a tristeza e o ódio, quando essas paixões são causadas apenas pelas estranhas aventuras que são representadas num teatro ou por outros meios semelhantes que, não podendo nos prejudicar de maneira alguma, parecem agradar a nossa alma, ao sensibilizá-la.

A causa que faz com que a dor produza ordinariamente a tristeza é que o sentimento denominado dor provém sempre de alguma ação tão violenta que ofende os nervos, de modo que, sendo instituído pela natureza para assinalar à alma o dano que o corpo recebe por essa ação e a fraqueza, porquanto não pôde lhe resistir, representa a ela um e outra como males que lhe são sempre desagradáveis, exceto quando causam alguns bens que ela aprecia mais do que a eles.

ARTIGO 95

Como podem também ser excitados por bens e males que a alma não nota, ainda que lhe pertençam; como são os prazeres que sentimos das aventuras ou das lembranças do mal passado

Assim, o prazer que sentem muitas vezes os jovens ao empreender coisas difíceis e ao expor-se a grandes perigos, embora não esperem tirar disso qualquer proveito ou qualquer glória, surge neles porque o pensamento de que é difícil aquilo que empreendem provoca em seu cérebro uma impressão que, unida àquela que poderiam formar se pensassem que é um bem se sentir bastante corajoso, bastante feliz, bastante destro ou bastante forte, para se arriscar a tal ponto, é causa de que obtenham disso prazer.

O contentamento que sentem os velhos quando se lembram dos males que sofreram provém de que eles se representam que é um bem o fato de terem podido, apesar de tudo, subsistir.

ARTIGO 96

Quais são os movimentos do sangue e dos espíritos que causam as cinco paixões precedentes

As cinco paixões que comecei a explicar aqui se acham de tal modo unidas ou opostas umas às outras que é mais fácil considerá-las todas em conjunto do que tratar de cada uma separadamente, assim como foi tratado em relação à admiração.

De modo diverso dessa, a causa dessas paixões não reside unicamente no cérebro, mas também no coração, no baço, no fígado e em todas as outras partes do corpo, na medida em que servem à produção do sangue e em seguida dos espíritos.

Embora todas as veias conduzam o sangue que elas contêm para o coração, acontece, no entanto às vezes, que aquele de algumas é impelido para ele com mais força do que aquele de outras. Acontece também que as aberturas por onde entra no coração ou então, aquelas por onde sai, são às vezes mais largas ou mais apertadas umas que as outras.

ARTIGO 97

As principais experiências que servem para conhecer esses movimentos no amor

Ora, considerando as diversas alterações que a experiência mostra em nosso corpo, enquanto nossa alma é agitada por diversas paixões, observo no amor, quando está só, isto é, quando não está acompanhado de nenhuma alegria intensa ou desejo ou tristeza, que o batimento do pulso é igual e muito maior e mais forte que de costume, que se sente um doce calor no peito e que a digestão dos alimentos se faz muito mais rapidamente no estômago. Desse modo, essa paixão é útil para a saúde.

ARTIGO 98

As mesmas experiências no ódio

Observo, ao contrário, no ódio, que o pulso é desigual, mais fraco e muitas vezes mais rápido, que se sente friezas misturadas com não sei que calor áspero e picante no peito, que o estômago deixa de exercer sua função e tende a vomitar e rejeitar os alimentos ingeridos ou, ao menos, a corrompê-los e a convertê-los em maus humores.

ARTIGO 99

Essas experiências na alegria

Na alegria, que o pulso é igual e mais rápido que ordinariamente, mas que não é tão forte ou tão grande como no amor e que se sente um calor agradável que não se manifesta apenas no peito, mas que se espalha também por todas as partes externas do corpo, com o sangue que para lá aflui em abundância e que, no entanto, se perde às vezes o apetite, porque a digestão se faz pior do que de costume.

ARTIGO 100

As mesmas experiências na tristeza

Na tristeza, que o pulso é fraco e lento e que sentimos como que laços em torno do coração, laços que o apertam e pedaços de gelo que o regelam e comunicam sua frieza ao resto do corpo, e que, apesar disso, não deixamos de ter por vezes bom apetite e sentir que o estômago não deixa de cumprir seu dever, contanto que não haja ódio misturado com a tristeza.

ARTIGO 101

Ainda as mesmas experiências no desejo

Enfim, observo isso de modo particular no desejo, ou seja, que este agita o coração mais violentamente do que qualquer uma das outras paixões e fornece ao cérebro mais espíritos. Estes, passando daí aos músculos, tornam todos os sentidos mais agudos e todas as partes do corpo mais móveis.

ARTIGO 102

O movimento do sangue e dos espíritos no amor

Essas observações, e muitas outras que seria demasiado longo escrever a respeito delas, me deram a oportunidade para julgar que, quando o entendimento se representa algum objeto de amor, a impressão que esse pensamento deixa no cérebro conduz os espíritos animais pelos nervos do sexto par para os músculos situados em torno dos intestinos e do estômago, da forma requerida para fazer com que o suco dos alimentos, que se converteu em sangue novo, passe prontamente para o coração sem se deter no fígado e que, sendo aí impelido com mais força do que o é em outras partes do corpo, entre no coração com maior abundância e excite nele um calor mais intenso, por que é mais grosso do que aquele que já foi rarefeito muitas vezes, ao passar e repassar pelo coração.

Isso faz com que envie também espíritos ao cérebro, cujas partes são mais grossas e mais agitadas que costumeiramente. Esses espíritos, fortalecendo a impressão que o primeiro pensamento do objeto amado nele ocasionou, obrigam a alma a deter-se nesse pensamento. Nisso é que consiste a paixão do amor.

ARTIGO 103

No ódio

Ao contrário, no ódio, o primeiro pensamento do objeto que produz aversão conduz de tal modo os espíritos existentes no cérebro para os músculos do estômago e dos intestinos, que impedem que o suco dos alimentos se misturem com o sangue, fechando todas as aberturas por onde costuma fluir. E os conduz também de tal forma aos pequenos nervos do baço e da parte inferior do fígado, onde está o receptáculo da bílis, que as partes do sangue que costumam ser rejeitadas para esses locais, deles saem e correm, com o sangue que está nos ramos da veia cava, para o coração.

Isso causa muitas desigualdades em seu calor, uma vez que o sangue proveniente do baço não se aquece e não se rarefaz senão a custo e que, ao contrário, aquele que procede da parte inferior do fígado, em que sempre há fel, se abrasa e se dilata muito rapidamente. Em decorrência disso, os espíritos que vão para o cérebro também têm partes muito desiguais e movimentos totalmente fora dos usuais, resultando disso que fortalecem nele os ids de ódio que já se encontram aí impressas e dispõem a alma a pensamentos cheios de azedume e de amargura.

ARTIGO 104

Na alegria

Na alegria, não são tanto os nervos do baço, do fígado, do estômago ou dos intestinos que agem, mas aqueles que existem em todo o resto do corpo e particularmente aquele que fica em torno dos orifícios do coração, o qual, abrindo e alargando esses orifícios, permite ao sangue, que os outros nervos expulsam das veias para o coração, entrar e sair em maior quantidade que de costume.

Como o sangue que então penetra no coração já passou e repassou aí muitas vezes, vindo das artérias para as veias, ele se dilata com muita facilidade e produz espíritos cujas partes, sendo muito iguais e sutis, são próprias para formar e fortalecer as impressões do cérebro que dão à alma pensamentos alegres e tranquilos.

ARTIGO 105

Na tristeza

Ao contrário, na tristeza, as aberturas do coração são fortemente contraídas pelo pequeno nervo que as envolve e o sangue das veias não é de forma alguma agitado, o que determina que muito pouco dele vá para o coração.

Apesar disso, as passagens por onde o suco dos alimentos flui do estômago e dos intestinos para o fígado permanecem abertas, o que faz com que o apetite não diminua, exceto quando o ódio, que muitas vezes está unido à tristeza, os fecha.

ARTIGO 106

No desejo

Enfim, a paixão do desejo tem isto de próprio, que a vontade de obter algum bem ou de fugir de algum mal, envia prontamente os espíritos do cérebro a todas as partes do corpo que podem servir às ações requeridas para esse efeito e particularmente ao coração e às partes que lhe fornecem mais sangue, a fim de que, recebendo-o em maior abundância do que de costume, envie maior quantidade de espíritos ao cérebro, tanto para conservar e fortalecer nele a ideia dessa vontade, como para passar daí a todos os órgãos dos sentidos e a todos os músculos que podem ser empregados para obter o que se deseja.

ARTIGO 107

Qual é a causa desses movimentos no amor

De tudo o que foi dito anteriormente deduzo as razões de que há tal ligação entre nossa alma e nosso corpo que, a partir do momento em que unimos uma vez alguma ação corporal com algum pensamento, nenhum dos dois pode apresentar-se a nós em seguida, sem que o outro também se apresente, como se pode observar naqueles que, tomando com grande aversão alguma beberagem quando doentes, não podem comer ou beber depois nada que se aproxime do mesmo gosto, sem sentir novamente a mesma aversão. De modo semelhante, não podem pensar na aversão que nutrem pelos remédios, sem que o mesmo gosto lhes volte ao pensamento.

Parece-me que as primeiras paixões que nossa alma teve, quando começou a estar unida a nosso corpo, se devem a que algumas vezes o sangue ou outro suco que entrava no coração era um alimento mais conveniente que o usual para nele conservar o calor que é o princípio da vida. Isso era a causa para que a alma juntasse voluntariamente a si esse alimento, isto é, o amasse. Ao mesmo tempo, os espíritos fluíam do cérebro para os músculos, que podiam pressionar ou agitar as partes de onde tinha vindo para o coração, para fazer com que estas lhe enviassem mais. Essas partes eram o estômago e os intestinos, cuja agitação aumenta o apetite, ou também o fígado e os pulmões que os músculos do diafragma podem pressionar. É por isso que esse mesmo movimento dos espíritos, desde então sempre acompanhou a paixão do amor.

ARTIGO 108

No ódio

Algumas vezes, ao contrário, chegava ao coração algum suco estranho, que não era próprio para conservar o calor ou que podia até extingui-lo, o que levava os espíritos que subiam do coração para o cérebro a excitar na alma a paixão do ódio.

Ao mesmo tempo também esses espíritos iam do cérebro para os nervos que podiam impelir o sangue do baço e das pequenas veias do fígado para o coração, a fim de impedir que nele entrasse esse suco nocivo e, além disso, para aqueles que podiam repelir esse mesmo suco para os intestinos e para o estômago ou também às vezes obrigar o estômago a vomitá-lo. Disso decorre que esses mesmos movimentos costumam acompanhar a paixão do ódio.

Pode-se ver a olho nu que há no fígado inúmeras veias ou condutos bastante largos, pelos quais o suco dos alimentos pode passar da veia porta para a veia cava e daí, para o coração, sem se deter de forma alguma no fígado. Há também, contudo, uma infinidade de outras menores, nas quais ele pode deter-se e que contêm sempre sangue de reserva, como faz também o baço; esse sangue, sendo mais grosseiro do que aquele que se encontra em outras partes do corpo, pode melhor servir de alimento ao fogo que há no coração, quando o estômago e os intestinos deixam de fornecê-lo.

ARTIGO 109

Na alegria

Aconteceu também algumas vezes, no começo de nossa vida, que o sangue contido nas veias era um alimento bastante conveniente para manter o calor do corpo e que elas o continham em tal quantidade que não havia necessidade de procurar qualquer alimento em outro local.

Isso excitou na alma a paixão da alegria e fez, ao mesmo tempo, com que os orifícios do coração se abrissem mais do que de costume e que os espíritos fluíssem abundantemente do cérebro, não somente para os nervos que servem para abrir esses orifícios, mas também em geral para todos os outros que impelem o sangue das veias para o coração e impedem que a ele venha de novo aquele do fígado, do baço, dos intestinos e do estômago. É por isso que esses mesmos movimentos acompanham a alegria.

ARTIGO 110

Na tristeza

Às vezes, ao contrário, acontece que o corpo teve falta de alimento e é o que deve ter feito sentir à alma sua primeira tristeza, ao menos aquela que não foi unida ao ódio.

Isso mesmo fez também com que os orifícios do coração se estreitassem porque só recebem pouco sangue e porque uma parte bastante considerável desse sangue veio do baço, pois este é como que o último reservatório que serve para fornecê-lo ao coração, quando a ele não vem o suficiente de outras partes. É por isso que os movimentos dos espíritos e dos nervos, que servem para estreitar assim os orifícios do coração e para levar-lhe sangue do baço, acompanham sempre a tristeza.

ARTIGO 111

No desejo

Enfim, todos os primeiros desejos que a alma pode ter tido, quando recém-unida ao corpo, consistiram em receber as coisas que lhe eram convenientes e repelir aquelas que lhe eram nocivas. Foi para esses mesmos efeitos que os espíritos começaram desde então a mover todos os músculos e todos os órgãos dos sentidos de todas as formas que podem movê-los. Esta é a causa por que agora, quando a alma deseja alguma coisa, todo o corpo se torna mais ágil e mais disposto a mover-se do que costuma ser sem isso. Além disso, quando ocorre que o corpo está disposto dessa forma, isso torna os desejos da alma mais fortes e mais ardentes.

ARTIGO 112

Quais são os sinais exteriores dessas paixões

O que estabeleci aqui leva a entender bastante bem a causa das diferenças do pulso e de todas as outras propriedades que atribuí anteriormente a essas paixões, sem que haja necessidade de me deter para explicá-las mais.

Como, porém, só observei em cada uma o que se pode observar quando ela está só e que serve para conhecer os movimentos do sangue e dos espíritos que as produzem, resta-me ainda tratar de muitos sinais exteriores que costumam acompanhá-las e que se percebem bem melhor quando muitas se encontram juntas e misturadas, como costumam estar, do que quando se encontram separadas.

Esses principais sinais são as ações dos olhos e do rosto, as mudanças de cor, os tremores, a languidez, o desmaio, as risadas, as lágrimas, os gemidos e os suspiros.

ARTIGO 113

As ações dos olhos e do rosto

Não há nenhuma paixão que alguma ação particular dos olhos não declare. Isso é tão evidente em alguns, que mesmo os criados mais estúpidos podem observar nos olhos do patrão se está zangado com eles ou se não está.

Ainda que se perceba facilmente, contudo, essas ações dos olhos e se saiba o que significam, nem por isso é fácil descrevê-las, porque cada uma se compõe de muitas mudanças que ocorrem no movimento e na conformação do olho, as quais são tão particulares e tão pequenas que cada uma delas não pode ser percebida separadamente, embora o que resulta de sua conjunção seja bastante fácil de observar.

Pode-se dizer quase o mesmo das ações do rosto que também acompanham as paixões, pois, embora sejam maiores que aquelas dos olhos, é no entanto mais complicado distingui-las. Além do que, são tão pouco diferentes, que há homens que fazem quase a mesma expressão quando choram que outros quando riem.

É verdade que existem algumas que podem ser bastante bem notadas, como as rugas da fronte num momento de raiva, certos movimentos do nariz e dos lábios num momento de indignação e de zombaria, mas não parecem ser tão naturais quanto voluntárias.

Em geral todas as ações, tanto do rosto como dos olhos, podem ser modificadas pela alma quando, ao querer esconder sua paixão, ela imagina fortemente outra contrária, de modo que se pode utilizá-las tanto para dissimular as próprias paixões como para deixá-las transparecer.

ARTIGO 114

As mudanças de cor

Não podemos tão facilmente evitar ruborizar ou empalidecer quando alguma paixão nos dispõe a isso, porque essas mudanças não dependem dos nervos e dos músculos, como as precedentes, mas provêm mais imediatamente do coração que pode ser denominado a fonte das paixões, na medida em que prepara o sangue e os espíritos para produzi-las.

Ora, é certo que a cor do rosto não procede senão do sangue que, correndo continuamente do coração, por meio das artérias, para todas as veias e, de todas as veias, para o coração, tinge de cor mais ou menos o rosto, conforme preencha mais ou menos as pequenas veias que se dirigem à sua superfície.

ARTIGO 115

Como a alegria faz corar

Assim, a alegria torna a cor mais viva e mais vermelha porque, abrindo as comportas do coração, faz com que o sangue corra mais depressa em todas as veias; além disso, tornando-se mais quente e mais sutil, infla moderadamente todas as partes do rosto. Isso lhe confere uma aparência mais risonha e mais alegre.

ARTIGO 116

Como a tristeza faz empalidecer

A tristeza, ao contrário, estreitando os orifícios do coração, faz com que o sangue corra mais lentamente nas veias. Com isso, tornando-se mais frio e mais espesso, tem necessidade de ocupar nelas menos espaço. Desse modo, retirando-se nas mais largas, que são as mais próximas do coração, abandona as mais afastadas e, sendo as do rosto as mais visíveis, isso o faz parecer pálido e descarnado, principalmente quando a tristeza é grande ou quando sobrevém repentinamente, como se pode observar no pavor, em que a surpresa aumenta a ação que aperta o coração.

ARTIGO 117

Como muitas vezes se cora estando triste

Acontece muitas vezes, porém, que não empalidecemos estando tristes e que, ao contrário, coramos. Isso deve ser atribuído às outras paixões que se unem à tristeza, como o amor ou o desejo e às vezes também o ódio.

Essas paixões aquecem ou agitam o sangue que vem do fígado, dos intestinos e de outras partes internas, impelem-no para o coração e daí, pela grande artéria, para as veias do rosto, sem que a tristeza que aperta de um e de outro lado os orifícios do coração possa impedi-lo, exceto quando é extremamente excessiva.

Ainda que seja apenas moderada, porém, impede facilmente que o sangue que assim chega às veias do rosto desça para o coração, enquanto o amor, o desejo ou o ódio para ele impelem outro sangue das partes internas.

É por isso que esse sangue, estando detido em torno do rosto, o torna rubro e mesmo mais vermelho do que durante a alegria, porque a cor do sangue parece tanto mais viva quanto menos rapidamente corre e também porque assim pode reunir-se mais nas veias da face do que quando os orifícios do coração estão mais abertos.

Isso transparece principalmente na vergonha, que é composta de amor a si próprio e de um desejo premente de evitar a infâmia presente, o que faz fluir o sangue das partes internas para o coração e depois, de lá, através das artérias, para a face e com isso, uma moderada tristeza que impede esse sangue de voltar ao coração.

O mesmo transparece também usualmente quando se chora, pois, como direi logo mais, é o amor unido à tristeza que causa a maior parte das lágrimas.

O mesmo se observa na cólera, quando muitas vezes um rápido desejo de vingança se mistura com o amor, o ódio e a tristeza.

ARTIGO 118

Os tremores

Os tremores têm duas causas diversas. Uma consiste no fato de chegarem às vezes muito poucos espíritos do cérebro para os nervos e a outra no fato de às vezes chegarem em demasia para poderem fechar muito bem as pequenas passagens dos músculos que, segundo foi dito no artigo 11, devem ser fechados para determinar os movimentos dos membros.

A primeira causa aparece na tristeza e no medo, assim como quando se treme de frio. Essas paixões podem, da mesma maneira que o frio do ar, tornar o sangue de tal forma espesso que não forneça ao cérebro bastantes espíritos para enviá-los aos nervos.

A outra causa aparece com frequência naqueles que desejam ardentemente alguma coisa e naqueles que estão sob forte emoção da cólera, como também naqueles que estão bêbados. Essas duas paixões, assim como o vinho, fazem fluir às vezes tantos espíritos ao cérebro que não podem ser de modo regulado conduzidos dele para os músculos.

ARTIGO 119

A LANGUIDEZ

A languidez é uma disposição para relaxar e ficar sem movimento, que é sentida em todos os membros. Provém, da mesma maneira que o tremor, do fato de não fluírem espíritos suficientes para os nervos, mas de uma forma diferente.

A causa do tremor é que não há bastante deles no cérebro para obedecer às determinações da glândula, quando ela os impele para algum músculo, ao passo que a languidez procede do fato de que a glândula não os determina a ir para alguns músculos em vez de para outros.

ARTIGO 120

COMO A LANGUIDEZ É CAUSADA PELO AMOR E PELO DESEJO

A paixão que mais usualmente causa esse efeito é o amor, unido ao desejo de uma coisa cuja aquisição não se imagina possível no momento presente.

O amor ocupa de tal forma a alma em considerar o objeto amado, que emprega todos os espíritos que se encontram no cérebro para representar-lhe a imagem e detém todos os movimentos da glândula que não sirvam para esse efeito.

Deve-se observar, em relação ao desejo, que a propriedade que lhe atribuí de tornar o corpo mais móvel, só lhe convém quando se imagina que o objeto desejado é tal que se pode desde esse momento fazer alguma coisa que sirva para adquiri-lo.

Se, ao contrário, se imagina que é impossível naquele momento fazer qualquer coisa de útil para isso, toda a agitação do desejo permanece no cérebro, sem passar de modo algum para os nervos. Estando inteiramente empenhada em fortalecer a ideia do objeto desejado, ela deixa o resto do corpo languescendo.

ARTIGO 121

A LANGUIDEZ PODE SER CAUSADA TAMBÉM POR OUTRAS PAIXÕES

É verdade que o ódio, a tristeza e mesmo a alegria podem causar também certo langor, quando são muito violentos, porque ocupam inteiramente a alma em considerar seu objeto, principalmente quando se junta a ele o desejo de uma coisa para cuja aquisição em nada se pode contribuir no momento presente. Como nos detemos, porém, muito mais em considerar os objetos que unimos a nós voluntariamente do que aqueles de que nos separamos, ou quaisquer outros, e como a languidez não depende de uma surpresa, mas necessita de algum tempo para se formar, ela se encontra muito mais no amor do que em todas as outras paixões.

ARTIGO 122

O desmaio

O desmaio não está muito distante da morte, pois se morre quando o fogo que há no coração se extingue por completo e só se cai em desmaio quando ele estiver abafado de tal forma que ainda permanecem alguns restos de calor que podem em seguida reacendê-lo.

Ora, há muitas indisposições do corpo que nos podem levar assim a cair em desfalecimento, mas entre as paixões observa-se que apenas a extrema alegria dispõe desse poder.

Acredito que a forma pela qual causa esse efeito é que, abrindo extraordinariamente os orifícios do coração, o sangue das veias entra nele tão de repente e em tão grande quantidade, que o calor não pode rarefazê-lo bastante rapidamente para levantar as películas que fecham as entradas dessas veias. É por esse meio que ele abafa o fogo que costuma manter, quando entra no coração apenas sob medida.

ARTIGO 123

Por que não se desmaia de tristeza

Parece que uma grande tristeza que sobrevém inopinadamente deve estreitar de tal forma os orifícios do coração que pode também lhe extinguir o fogo. Não obstante, não se observa que isso aconteça ou, se acontecer, muito raramente acontece. Acredito que a razão disso é que não pode haver no coração tão pouco sangue que não baste para conservar o calor, quando seus orifícios estão quase fechados.

ARTIGO 124

O riso

O riso consiste em que o sangue que procede da cavidade direita do coração pela veia arterial, inflando subitamente e repetidas vezes os pulmões, faz com que o ar neles contido seja obrigado a sair deles com impetuosidade pela expiração, formando uma voz inarticulada e estrepitosa.

Tanto os pulmões, ao se inflarem, quanto esse ar, ao sair, impelem todos os músculos do diafragma, do peito e da garganta; por meio disso movem os músculos do rosto que têm alguma conexão com eles. E não é mais que essa ação do rosto, com essa voz inarticulada e estrepitosa, que denominamos riso.

ARTIGO 125

Por que ele não acompanha as maiores alegrias

Ora, ainda que pareça que o riso é um dos principais sinais da alegria, essa não pode, no entanto, provocá-lo, a não ser quando é apenas moderada e que haja alguma admiração ou algum ódio misturado com ela.

Por experiência verificamos que, quando estamos extraordinariamente alegres, o motivo dessa alegria nunca nos leva a explosões de riso. Não podemos mesmo ser levados a isso por qualquer outra causa, exceto quando estamos tristes. A razão disso é que, nas grandes alegrias, os pulmões estão sempre tão cheios de sangue que não pode encher-se mais ainda por repetidas vezes.

ARTIGO 126

Quais são as principais causas do riso

Não posso assinalar senão duas causas que fazem assim subitamente inflar os pulmões.

A primeira é a surpresa da admiração que, estando unida à alegria, pode abrir tão repentinamente os orifícios do coração que uma grande quantidade de sangue, entrando de repente em seu lado direito pela veia cava, aí se rarefaz e, passando para a veia arterial, infla os pulmões.

A outra é a mistura de algum líquido que aumenta a rarefação do sangue. Não encontro nada mais próprio para isso do que a parte mais fluida daquele que procede do baço, parte do sangue que, sendo impelida para o coração por alguma leve emoção de ódio, ajudada pela surpresa da admiração e misturando-se com o sangue que vem dos outros locais do corpo que a alegria faz entrar nele em abundância, pode fazer com que esse sangue se dilate muito mais que de costume.

Isso da mesma maneira como vemos uma porção de outros líquidos se inflarem de repente, ao serem colocados sobre o fogo, quando se joga um pouco de vinagre no recipiente em que se encontram. A parte mais fluida do sangue que provém do baço é de natureza semelhante à do vinagre.

A experiência também nos mostra que, em todas as circunstâncias que podem produzir esse riso estrepitoso que vem dos pulmões, há sempre algum pequeno motivo de ódio ou, pelo menos, de admiração.

Aqueles cujo baço não é muito sadio estão sujeitos a ser não só mais tristes, mas também, por intervalos, mais alegres e mais dispostos a rir que os outros, uma vez que o baço envia duas espécies de sangue para o coração, uma muito espessa e grosseira, que causa tristeza, e outra, muito fluida e sutil, que causa a alegria.

Muitas vezes, depois de rir muito, sentimo-nos naturalmente inclinados à tristeza porque, ao se esgotar a parte mais fluida do sangue do baço, a outra mais grosseira segue-a para o coração.

ARTIGO 127

Qual é sua causa na indignação

Quanto ao riso que acompanha algumas vezes a indignação, ele é costumeiramente artificial e fingido.

Quando é natural, porém, parece vir da alegria que sentimos ao verificar que o mal que nos indignou não pode ofender-nos e, com isso, que estamos surpresos com a novidade ou com o encontro inopinado desse mal. Desse modo, a alegria, o ódio e a admiração contribuem para esse riso. Quero crer, no entanto, que é possível também produzi-lo sem qualquer alegria, pelo simples movimento da aversão, que envia sangue do baço ao coração, onde é rarefeito e impelido para os pulmões e os infla facilmente se os encontra quase vazios. Geralmente tudo o que pode inflar subitamente os pulmões dessa maneira causa a ação externa do riso, exceto quando a tristeza a transforma naquela dos gemidos e dos gritos que acompanham as lágrimas. A esse propósito, Vivès[5] escreveu de si próprio que, ao ficar uma vez muito tempo sem comer, os primeiros bocados que levava à boca o obrigavam a rir. Isso podia provir do fato de que seus pulmões, sem sangue por falta de alimento, se enchiam imediatamente com o primeiro suco que passava do estômago para o coração e que só a imaginação de comer podia levá-lo, antes mesmo que aquele dos alimentos ingeridos tivesse chegado.

ARTIGO 128

A origem das lágrimas

Assim como o riso nunca é causado pelas maiores alegrias, assim também as lágrimas nunca provêm de uma extrema tristeza, mas somente daquela que é moderada e acompanhada ou seguida de algum sentimento de amor ou também de alegria. Para compreender bem sua origem, deve-se observar que, embora saia continuamente uma porção de vapores de todas as partes de nosso corpo, não há, contudo, nenhuma de onde saiam tantos como dos olhos, por causa do tamanho dos nervos óticos e da multidão de pequenas artérias pelas quais eles aí chegam. Além do mais, assim como o suor se compõe somente de vapores que, saindo das outras partes, se convertem em água em suas superfícies, assim também as lágrimas se tornam vapores que saem dos olhos.

ARTIGO 129

Da maneira como os vapores se transformam em água

Ora, como já escrevi em *Meteoros*[6], ao explicar de que forma os vapores do ar se convertem em chuva, e que isso provém do fato de

[5] [5] J. L. Vivès, De Anima, 3 – cap. De Risu.

[6] Escrito de Descartes incluído na obra Discours.

que são menos agitados ou mais abundantes que usualmente, assim creio que, quando os que saem do corpo são muito menos agitados que de costume, ainda que não sejam tão abundantes, não deixam de se converter em água, o que causa os suores frios que procedem algumas vezes da fraqueza, quando se está doente. Acredito também que, quando são muito mais abundantes, desde que não sejam com isso mais agitados, se convertem também em água, o que é causa do suor que brota quando se faz algum exercício.

Então os olhos não suam, no entanto, porque durante os exercícios do corpo, como a maioria dos espíritos vai para os músculos que servem para movê-lo, fluem menos para os olhos, através do nervo ótico.

E não é senão uma e mesma matéria que compõe o sangue, enquanto ela está nas veias ou nas artérias; e também os espíritos quando ela está no cérebro, nos nervos ou nos músculos; e ainda os vapores, quando ela sai em forma de ar e, enfim, o suor ou as lágrimas, quando ela se torna mais espessa, como água, na superfície do corpo ou dos olhos.

ARTIGO 130

Como aquilo que causa dor nos olhos os leva a chorar

Não consigo assinalar senão duas causas que fazem com que os vapores que saem dos olhos se transformem em lágrimas.

A primeira é quando a conformação dos poros pelos quais passam é mudada por qualquer acidente que seja, porquanto isso, retardando o movimento desses vapores e modificando sua ordem, pode fazer com que se convertam em água.

Assim, é suficiente que uma pequena sujeira caia no olho para arrancar-lhe algumas lágrimas porque, excitando nele a dor, altera a disposição de seus poros. Desse modo, tornando-se alguns mais estreitos, as partículas dos vapores passam por eles menos depressa e que, em vez de saírem como antes igualmente distantes umas das outras e permanecerem assim separadas, acabam por encontrar-se, porque a ordem desses poros está perturbada, e assim elas se juntam e acabam por converter-se em lágrimas.

ARTIGO 131

Como se chora de tristeza

A outra causa é a tristeza, seguida de amor ou de alegria ou geralmente de qualquer causa que faz com que o coração envie muito mais sangue pelas artérias. Nesse caso, a tristeza transparece porque, ao resfriar todo o sangue, estreita os poros dos olhos, mas como, à medida que os estreita diminui também a quantidade de vapores, aos quais devem dar passagem, isso não basta para produzir lágrimas se a quantidade desses vapores não for ao mesmo tempo aumentada por alguma outra causa. Não há nada que a aumente mais do que o sangue que é enviado ao coração na paixão do amor.

Por isso vemos que aqueles que estão tristes não derramam continuamente lágrimas, mas apenas por intervalos, quando fazem alguma nova reflexão cobre os objetos pelos quais têm afeição.

ARTIGO 132

Os gemidos que acompanham as lágrimas

Então os pulmões também se enchem às vezes de repente pela abundância do sangue que penetra neles e que expulsa o ar que eles contêm, ar que, saindo pelo sibilo, gera os gemidos e os gritos que costumam acompanhar as lágrimas. Esses gritos são usualmente mais agudos do que aqueles que acompanham o riso, embora sejam produzidos quase da mesma maneira.

A razão disso é que os nervos, que servem para alargar ou estreitar os órgãos da voz para torná-la mais grossa ou mais aguda, estando unidos com aqueles que abrem os orifícios do coração durante a alegria e os estreitam durante a tristeza, fazem com que esses órgãos se alarguem ou se estreitem ao mesmo tempo.

ARTIGO 133

Por que os velhos e as crianças choram facilmente

As crianças e os velhos estão mais inclinados a chorar do que aqueles de meia-idade, mas isso ocorre por diversas razões.

Os velhos choram muitas vezes por afeição e alegria, pois essas duas paixões juntas enviam muito sangue ao coração e deste muitos vapores aos olhos. Além do mais, a agitação desses vapores é de tal forma retardada pela frieza de suas índoles que se convertem facilmente em lágrimas, ainda que nenhuma tristeza as precedesse.

Se alguns velhos choram também com grande facilidade por irritação, não é tanto o temperamento de seu corpo, mas aquele de seu espírito que os dispõe a tanto. Isso só ocorre com aqueles que são tão fracos que se deixam dominar inteiramente por pequenos motivos de dor, de medo ou piedade. O mesmo ocorre com as crianças que não choram quase de alegria, mas muito mais de tristeza, mesmo quando não é acompanhada de amor. Elas têm sempre bastante sangue para produzir muitos vapores, cujo movimento, sendo retardado pela tristeza, esses vapores se convertem em lágrimas.

ARTIGO 134

Por que algumas crianças empalidecem em vez de chorar

Há, no entanto, algumas crianças que empalidecem em vez de chorar, quando estão zangadas. Isso pode testemunhar nelas um juízo e uma coragem extraordinários, a saber, quando isso provém do fato de que consideram o tamanho do mal e se preparam para uma forte resistência, da mesma forma que fazem aqueles que são mais idosos.

Isso, porém, é usualmente um sinal de má índole, ou seja, quando isso provém do fato de que são propensas ao ódio ou ao medo, pois essas são paixões que diminuem o poder das lágrimas. Ao contrário, pode-se observar que aquelas que choram muito facilmente são propensas ao amor e à piedade.

ARTIGO 135

Os suspiros

A causa dos suspiros é muito diferente daquela das lágrimas, embora pressuponham, como essas, a tristeza. Enquanto somos incitados a chorar quando os pulmões estão cheios de sangue, somos incitados a suspirar quando se encontram quase vazios e quando alguma imaginação de esperança ou de alegria abre o orifício da artéria venosa que a tristeza havia estreitado porque então, fluindo de repente o pouco sangue que resta nos pulmões para o lado esquerdo do coração por essa artéria venosa e sendo impelido pelo desejo de alcançar essa alegria, ele agita ao mesmo tempo todos os músculos do diafragma e do peito, e o ar é impelido rapidamente pela boca para os pulmões, a fim de preencher neles o lugar deixado por esse sangue. E é isso que denominamos suspiro.

ARTIGO 136

De onde provêm os efeitos das paixões que são específicos a certos homens

De resto, para suprir aqui em poucas palavras tudo quanto se poderia acrescentar em relação aos diversos efeitos ou às diversas causas das paixões, contentar-me-ei em repetir o princípio em que se apoia tudo o que escrevi, a saber, que há tal ligação entre nossa alma e nosso corpo que, quando unimos uma vez alguma ação corporal com algum pensamento, nenhum dos dois se apresenta a nós depois, sem que o outro também se apresente, e que não são sempre as mesmas ações que unimos aos mesmos pensamentos. Isso é suficiente para dar razão a tudo quanto cada um de nós pode observar de peculiar em si ou em outros em relação a esse assunto e que não foi ainda explicado.

É fácil pensar, por exemplo, que as estranhas aversões de alguns, que os impedem de suportar o odor das rosas ou a presença de um gato ou ainda coisas semelhantes, provêm apenas do fato de que, no começo de suas vidas, foram fortemente influenciados por quaisquer objetos parecidos ou então compartilharam do sentimento de suas mães que ficaram por eles influenciadas quando estavam grávidas. É certo que há relação entre todos os movimentos da mãe e aqueles da criança que está em seu ventre, de modo que aquilo que é contrário a uma prejudica a outra.

O odor das rosas pode ter causado grande dor de cabeça a uma criança quando ainda se encontrava no berço ou então um gato pode tê-la sobremodo amedrontado, sem que ninguém tivesse reparado nisso ou sem que restasse em seguida qualquer lembrança, embora a ideia da aversão que tivera então por essas rosas ou por esse gato permaneça impressa em seu cérebro até o fim da vida.

ARTIGO 137

Do uso das cinco paixões aqui explicadas, enquanto se relacionam ao corpo

Depois de ter dado as definições do amor, do ódio, do desejo, da alegria, da tristeza e tratado de todos os movimentos corporais que as causam ou que as acompanham, só nos resta considerar aqui seu uso.

Com respeito a isso, deve-se observar que, segundo o que a natureza instituiu, elas se relacionam todas ao corpo e são dadas à alma somente na medida em que ela está unida com ele.

Desse modo, seu uso natural é incitar a alma a consentir e a contribuir nas ações que podem servir para conservar o corpo ou para torná-lo de alguma forma mais perfeito.

Nesse sentido, a tristeza e a alegria são as duas primeiras a serem empregadas, pois a alma não é imediatamente advertida das coisas que prejudicam o corpo senão pelo sentimento que tem da dor, o qual produz nela primeiramente a paixão da tristeza, em seguida o ódio por aquilo que causa essa dor, e em terceiro lugar o desejo de se livrar dela.

De igual modo, a alma não é imediatamente advertida das coisas úteis ao corpo, senão por uma espécie de prazer físico que, excitando nela a alegria, gera a seguir o amor por aquilo que se acredita ser sua causa e, enfim, o desejo de adquirir aquilo que pode fazer com que se continue nessa alegria ou então que se desfrute ainda depois, de outra semelhante.

Isso mostra que todas as cinco são muito úteis em relação ao corpo. Até mesmo a tristeza é de alguma forma anterior e mais necessária que o amor, porque importa mais repelir as coisas que prejudicam e podem destruir do que adquirir aquelas que acrescentam alguma perfeição, sem a qual se pode subsistir.

ARTIGO 138

De seus defeitos e dos meios de corrigi-los

Entretanto, embora esse uso das paixões seja o mais natural que elas possam ter e embora todos os animais sem razão conduzam sua vida apenas por movimentos corporais semelhantes àqueles que costumam em nós acompanhá-las e nos quais elas incitam nossa alma a consentir, no entanto nem sempre esse uso é bom, uma vez que há muitas coisas nocivas ao corpo que não causam, no começo, nenhuma tristeza ou mesmo que proporcionam alegria e outras que lhe são úteis, ainda que de início sejam incômodas.

Além disso, elas quase sempre fazem parecer, tanto os bens como os males que representam, muito maiores e mais importantes do que são. Dessa maneira, elas nos incitam a procurar uns e a fugir dos outros com mais ardor e mais cuidado do que é conveniente. Vemos também como os animais são muitas vezes enganados por meio de armadilhas e que, para evitar pequenos males, precipitam-se em outros maiores.

É por isso que devemos servir-nos da experiência e da razão para distinguir o bem do mal e conhecer seu justo valor, a fim de não tomarmos um pelo outro e não nos entregarmos a nada com excesso.

ARTIGO 139

Do uso das mesmas paixões enquanto pertencem à alma; primeiramente, do amor

O que seria suficiente se tivéssemos em nós apenas o corpo ou se este fosse nossa melhor parte, mas, uma vez que não passa da menor, devemos principalmente considerar as paixões enquanto pertencem à alma, em relação à qual o amor e o ódio provêm do conhecimento e precedem a alegria e a tristeza, exceto quando essas duas últimas tomam o lugar do conhecimento, de que são espécies.

Quando esse conhecimento é verdadeiro, isto é, quando as coisas que nos leva a amar são verdadeiramente boas e aquelas que nos leva a odiar são verdadeiramente más, o amor é incomparavelmente melhor que o ódio. Não poderia ser demasiado grande e nunca deixa de produzir alegria.

Digo que esse amor é extremamente bom porque, unindo a nós verdadeiros bens, nos aperfeiçoa outro tanto. Afirmo também que não poderia ser demasiado grande, pois tudo o que o mais excessivo pode fazer é de nos unir tão perfeitamente a esses bens, que o amor que temos particularmente por nós mesmos não põe nisso qualquer distinção, o que acredito que nunca poderá ser mau. Além do mais, é necessariamente seguido da alegria, porque nos representa o que amamos como um bem que nos pertence.

ARTIGO 140

Do ódio

O ódio, ao contrário, não pode ser tão pequeno que não prejudique e nunca subsiste sem tristeza. Digo que não poderia ser demasiado pequeno porque não somos incitados a qualquer ação pelo ódio ao mal, que não poderíamos sê-lo ainda mais pelo amor ao bem, do qual é contrário, pelo menos quando esse bem e esse mal são bastante conhecidos. Confesso que o ódio ao mal, que só se manifesta pela dor, é necessário em relação ao corpo, mas não falo aqui senão daquele que decorre de um conhecimento mais claro e o relaciono somente à alma.

Afirmo também que nunca existe sem tristeza porque, o mal não sendo senão uma privação, não pode ser concebido sem algum sujeito real em que exista e não há nada de real que não tenha em si alguma bondade, de modo que o ódio que nos afasta de algum mal afasta-nos, pelo mesmo meio, do bem ao qual está unido e a privação desse bem, sendo representada à nossa alma como um defeito que é seu, excita nela a tristeza.

O ódio, por exemplo, que nos afasta dos maus costumes de alguém, pelo mesmo meio nos afasta de sua convivência, na qual poderíamos sem isso encontrar algum bem, cuja privação chega a nos irritar. Assim, em todos os outros tipos de ódio pode-se notar algum motivo de tristeza.

ARTIGO 141

Do desejo, da alegria e da tristeza

Quanto ao desejo, é evidente que, quando procede de um verdadeiro conhecimento, não pode ser mau, contanto que não seja excessivo e esse conhecimento o regule.

É evidente também que a alegria não pode deixar de ser boa, nem a tristeza de ser má, em relação à alma, porque é nesta última que reside toda a incomodidade que a alma recebe do mal e é na primeira que reside todo o gozo do bem que lhe pertence.

Desse modo, se não tivéssemos corpo, eu ousaria dizer que não poderíamos nos abandonar demais ao amor e à alegria, nem evitar demais o ódio e a tristeza. Os movimentos corporais que os acompanham, contudo, podem ser todos nocivos à saúde, quando forem muito violentos e, ao contrário, ser úteis a ela, quando forem apenas moderados.

ARTIGO 142

A alegria e o amor comparados com a tristeza e o ódio

De resto, uma vez que o ódio e a tristeza devem ser rejeitados pela alma, mesmo quando procedem de verdadeiro conhecimento, com maior razão devem sê-lo quando provêm de alguma falsa opinião.

Pode-se duvidar, porém, que o amor e a alegria sejam bons ou não, quando são tão mal fundados. Parece-me que, se os considerarmos precisamente naquilo que não em si próprios com relação à alma, poderemos dizer que, embora a alegria seja menos sólida e o amor menos vantajoso do que quando possuem um fundamento melhor, não deixam de ser preferíveis à tristeza e ao ódio, tão mal fundados.

Desse modo, nos encontros da vida, em que não podemos evitar o risco de sermos enganados, agimos sempre melhor pendendo para as paixões que tendem para o bem do que para aquelas que se relacionam com o mal, ainda que seja somente para evitá-lo.

Muitas vezes, até mesmo uma falsa alegria vale mais que uma tristeza, cuja causa é verdadeira. Não ouso dizer o mesmo, porém, do amor em relação ao ódio, pois, quando o ódio é justo, não nos afasta senão do objeto que contém o mal e do qual é bom estar separado, ao passo que o amor que é injusto nos une a coisas que podem prejudicar ou, pelo menos, que não merecem ser tão consideradas por nós, porquanto representam aquilo que nos avilta e nos rebaixa.

ARTIGO 143

As mesmas paixões, enquanto se referem ao desejo

Cumpre observar exatamente que aquilo que acabo de dizer dessas quatro paixões só se verifica quando são consideradas precisamente em si próprias e não nos levam a nenhuma ação.

Enquanto excitam em nós o desejo, por cujo intermédio regulam nossos costumes, é certo que todas aquelas cuja causa é falsa podem prejudicar e que, ao contrário, todas aquelas cuja causa é justa podem servir.

Mesmo quando forem igualmente mal fundadas, a alegria é usualmente mais nociva que a tristeza porque esta, infundindo certa retenção e certo receio, predispõe de alguma forma à prudência, ao passo que a outra torna inconsiderados e temerários aqueles que se abandonam a ela.

ARTIGO 144

Dos desejos cuja realização só depende de nós

Posto que, porém, essas paixões não podem nos levar a nenhuma ação, senão por intermédio do desejo que excitam, é particularmente esse desejo que devemos ter o cuidado de regular e é nisso que consiste a principal utilidade da moral.

Ora, como disse há pouco, que esse desejo é sempre bom quando segue um verdadeiro conhecimento, assim não pode deixar de ser mau, quando se baseia em algum erro.

Parece-me que o erro que mais usualmente cometemos no tocante aos desejos é que não distinguimos de modo suficiente as coisas que dependem inteiramente de nós daquelas que não dependem de forma alguma.

Para aquelas que dependem somente de nós, isto é, de nosso livre arbítrio, basta saber que são boas para não poder desejá-las com demasiado ardor, porque é seguir a virtude fazer as coisas boas que dependem de nós e é certo que nunca se poderia ter um desejo demasiado ardente pela virtude, além do que, não podendo deixar de conseguir o que desejamos dessa forma, porquanto só de nós é que depende, recebemos sempre a satisfação que esperávamos disso.

A falta, porém, que se costuma cometer nisso nunca é que desejamos demais, mas somente que desejamos pouco demais.

O remédio soberano contra isso é libertar o espírito, tanto quanto possível, de todas as espécies de outros desejos menos úteis e depois procurar conhecer bem claramente e considerar com atenção a bondade daquilo que é de desejar.

ARTIGO 145

Dos desejos que só dependem de outras causas e o que é a sorte

Para as coisas que não dependem de modo algum de nós, por boas que possam ser, nunca devemos desejá-las com paixão, não só porque podem não acontecer e, por isso, nos afligir tanto mais quanto mais as tivermos desejado, mas principalmente porque, ocupando nosso pensamento, elas nos desviam de dedicar nossa afeição a outras coisas, cuja aquisição depende de nós. Há dois remédios gerais contra esses desejos vãos. O primeiro é a generosidade, da qual falarei logo mais. O segundo é que devemos refletir seguidamente sobre a providência divina e nos representar que é impossível que alguma coisa aconteça de outra forma, diversa daquela determinada desde toda a eternidade por essa providência. Desse modo, ela é como uma fatalidade ou como uma necessidade imutável que se deve opor à sorte para destruí-la como uma quimera que provém apenas do erro de nosso entendimento.

Não podemos desejar senão aquilo que consideramos de alguma maneira ser possível e não podemos considerar possíveis as coisas que só dependem de nós na medida em que pensamos que dependem da sorte, isto é, que julgamos que possam acontecer e que outrora aconteceram outras semelhantes. Ora, essa opinião não se baseia senão no fato de que não conhecemos todas as causas que contribuem para cada efeito. Quando uma coisa que consideramos depender da sorte não ocorre, isso testemunha que alguma das causas necessárias para produzi-la falhou e, por conseguinte, que era absolutamente impossível e que jamais aconteceu outra semelhante, isto é, que para a produção dela havia faltado também uma causa semelhante. Desse modo, se não tivéssemos ignorado isso de antemão, nunca a teríamos considerado possível nem, por conseguinte, a teríamos desejado.

ARTIGO 146

Dos desejos que dependem de nós e dos outros

Deve-se, portanto, rejeitar inteiramente a opinião popular de que há fora de nós uma sorte que faz com que as coisas aconteçam ou não aconteçam, a seu bel-prazer, e saber que tudo é conduzido pela providência divina, cujo decreto eterno é de tal modo infalível e imutável que, excetuando as coisas que esse mesmo decreto quis pôr na dependência de nosso livre arbítrio, devemos pensar que, a nosso respeito, nada acontece que não seja necessário e como que fatal, de modo que não podemos sem erro desejar que aconteça de outra forma.

Como a maioria de nossos desejos, porém, se estende a coisas que não dependem de nós, nem todas de outrem, devemos exatamente distinguir nelas o que depende apenas de nós, a fim de estender nosso desejo somente a isso. Quanto ao mais, embora devamos considerar sua ocorrência inteiramente fatal e imutável, a fim de que nosso desejo não se ocupe com isso, não devemos deixar de considerar as razões que levam mais ou menos a esperá-la, a fim de que essas razões sirvam para regular nossas ações.

Se tivéssemos de tratar, por exemplo, de algum negócio em determinado local, para onde pudéssemos seguir por dois caminhos diversos, um dos quais costuma ser muito mais seguro que o outro, embora talvez o decreto da providência seja tal que, se formos pelo caminho considerado mais seguro, seremos certamente assaltados e que, ao contrário, poderemos passar pelo outro sem perigo algum, não devemos por isso ser indiferentes à escolha de um ou de outro, nem repousarmos sobre a fatalidade imutável desse decreto, mas a razão quer que escolhamos o caminho que costuma ser o mais seguro. Nosso desejo deve ser realizado em relação a isso, quando nós o seguimos, qualquer que seja o mal que possa acontecer porque, sendo esse mal em relação a nós inevitável, não temos nenhum motivo para almejar ficarmos isentos dele, mas somente executar da melhor maneira aquilo que nosso entendimento pôde conhecer, assim como suponho que o fizemos.

É certo que, quando nos exercitamos em distinguir assim a fatalidade da sorte, nós nos acostumamos facilmente a regular de tal forma nossos desejos que, porquanto sua realização não depende senão de nós, eles sempre podem nos proporcionar inteira satisfação.

ARTIGO 147

As emoções interiores da alma

Acrescentarei ainda somente uma consideração que me parece servir muito para nos impedir de receber qualquer incomodidade das paixões.

É que nosso bem e nosso mal dependem principalmente das emoções interiores que não são excitadas na alma senão pela própria alma; nisso diferem dessas paixões que dependem sempre de algum movimento dos espíritos.

Ainda que essas emoções da alma estejam muitas vezes unidas com as paixões que se assemelham a elas, podem muitas vezes também se encontrar com outras e mesmo nascer daquelas que lhe são contrárias.

Quando um marido, por exemplo, chora sua mulher falecida, ele ficaria (como acontece às vezes) irritado em vê-la ressuscitada. Pode acontecer que seu coração esteja oprimido pela tristeza que nele provocam o aparato dos funerais e a ausência de uma pessoa a cujo convívio estava acostumado; e pode acontecer que alguns restos de amor ou de piedade que se apresentem à sua imaginação arranquem verdadeiras lágrimas de seus olhos, não obstante sentir secreta alegria no mais íntimo da alma, emoção que possui tanto poder que a tristeza, e as lágrimas que a acompanham, em nada podem diminuir sua força.

Quando lemos aventuras estranhas num livro ou quando as vemos representadas num teatro, isso excita às vezes em nós a tristeza, outras vezes a alegria ou o amor ou o ódio e geralmente todas as paixões, segundo a diversidade dos objetos que se oferecem à nossa imaginação; mas com isso temos prazer de senti-las excitar-se em nós e esse prazer é uma alegria intelectual que pode tanto nascer da tristeza como de todas as outras paixões.

ARTIGO 148

O EXERCÍCIO DA VIRTUDE É UM SOBERANO REMÉDIO CONTRA AS PAIXÕES

Ora, uma vez que essas emoções interiores nos tocam mais de perto e têm, por conseguinte, muito mais poder sobre nós do que as paixões que se encontram com elas, e das quais diferem, é certo que, conquanto nossa alma tenha sempre do que se contentar em seu íntimo, todas as perturbações que vêm de outras partes não dispõem de nenhum poder para prejudicá-la, mas servem antes para aumentar sua alegria, pelo fato de que, ao constatar que não pode ser ofendida por elas, conhece com isso sua própria perfeição.

Para que nossa alma tenha assim do que estar contente, não necessita senão seguir precisamente a virtude.

Quem quer que tenha vivido de tal maneira que sua consciência não possa recriminá-lo de nunca ter deixado de fazer todas as coisas que julgou serem as melhores (que é aquilo que chamo aqui seguir a virtude), recebe com isso uma satisfação que é tão poderosa para torná-lo feliz, que os mais violentos esforços da paixão nunca têm poder suficiente para perturbar a tranquilidade de sua alma.

Terceira parte

Das Paixões Particulares

ARTIGO 149

A estima e o desprezo

Após ter explicado as seis paixões primitivas, que são como os gêneros de que todas as outras constituem espécies, observarei aqui sucintamente o que há de particular em cada uma dessas outras e manterei a mesma ordem segundo a qual as enumerei anteriormente.

As duas primeiras são a estima e o desprezo. Embora esses nomes signifiquem usualmente apenas as opiniões que se têm de modo desapaixonado do valor de cada coisa, entretanto, posto que dessas opiniões nascem às vezes paixões às quais não foram atribuídos nomes específicos, parece-me que esses possam ser-lhes atribuídos.

A estima, na medida em que é uma paixão, é uma inclinação da alma para representar-se a si mesma o valor da coisa estimada, inclinação que é causada por movimento particular dos espíritos, de tal forma conduzidos ao cérebro que fortalecem as impressões que servem para esse efeito.

Como, ao contrário, a paixão do desprezo é uma inclinação que leva a alma a considerar a baixeza ou a pequenez daquilo que despreza, causada pelo movimento dos espíritos que fortalecem a ideia dessa pequenez.

ARTIGO 150

Essas duas paixões são apenas espécies de admiração

Assim, essas duas paixões não passam de espécies de admiração, pois, quando não admiramos a grandeza nem a pequenez de um objeto, não lhe conferimos nem mais nem menos importância do que a razão nos dita que devemos conceder, de forma que o estimamos ou o desprezamos então sem paixão.

Embora muitas vezes a estima seja excitada em nós pelo amor, e o desprezo pelo ódio, isso não é universal e provém apenas do fato de estarmos mais ou menos inclinados a considerar a grandeza ou a pequenez de um objeto, em virtude de termos mais ou menos afeição por ele.

ARTIGO 151

Podemos estimar-nos ou desprezar-nos a nós mesmos

Ora, essas duas paixões podem referir-se geralmente a todas as espécies de objetos, mas podem ser principalmente observadas quando as referimos a nós mesmos, isto é, quando é nosso próprio mérito que estimamos ou desprezamos.

O movimento dos espíritos que as causa é então de tal modo manifesto que muda até mesmo a expressão, os gestos, o andar e em geral todas as ações daqueles que concebem uma melhor ou pior opinião de si próprios que de costume.

ARTIGO 152

Por que motivo podemos nos estimar

Como uma das principais partes da sabedoria é saber de que forma e por que motivo cada um deve estimar-se ou desprezar-se, procurarei dar minha opinião respeito.

Não observo em nós senão uma coisa que nos possa dar a justa razão de nos estimarmos, ou seja, o uso de nosso livre arbítrio e o domínio que temos sobre nossas vontades. É somente pelas ações que dependem desse livre arbítrio que podemos com razão ser louvados ou recriminados e ele nos torna de alguma forma semelhantes a Deus, transformando-nos em senhores de nós mesmos, contanto que não percamos, por negligência, os direitos que ele nos concede.

ARTIGO 153

Em que consiste a generosidade

Assim creio que a verdadeira generosidade, que faz com que um homem se estimar até o mais alto grau em que pode legitimamente estimar-se, consiste apenas, em parte no fato de conhecer que nada há que verdadeiramente lhe pertença, a não ser essa livre disposição de suas vontades, nem por que deva ser louvado ou recriminado, senão pelo seu bom ou mau uso e, em parte, no fato de que sente em si próprio uma firme e constante resolução de bem usá-la, isto é, de nunca carecer de vontade para empreender e executar todas as coisas que julga serem as melhores.

Isso significa seguir perfeitamente a virtude.

ARTIGO 154

Ela impede que se despreze os outros

Aqueles que têm esse conhecimento e sentimento de si próprios persuadem-se facilmente de que cada um dos outros homens também os pode ter de si próprio, porque nisso não há nada que dependa de outrem.

Por isso é que nunca desprezam alguém. Embora vejam muitas vezes que os outros cometem faltas que levam a evidenciar suas fraquezas, sentem-se, no entanto, mais inclinados a desculpá-los do que a recriminá-los e a acreditar que é mais por falta de conhecimento do que por falta de boa vontade que as cometem.

Como não pensam ser muito inferiores aos que possuem mais bens ou honras, ou mesmo que possuem mais senso, mais saber, mais beleza ou que os superam geralmente em algumas outras perfeições, também não se julgam muito acima daqueles que superam, porque todas essas coisas lhes parecem muito pouco consideráveis em comparação com a boa vontade, pela qual unicamente se apreciam e que supõem também existir, ou pelo menos poder existir, em cada um dos outros homens.

ARTIGO 155

Em que consiste a humildade virtuosa

Assim, os mais generosos costumam ser os mais humildes. A humildade virtuosa consiste apenas em que a reflexão que fazemos sobre a debilidade de nossa natureza e sobre as faltas que podemos ter cometido outrora ou que somos capazes de cometer agora, que não são menores do que aquelas que podem ser cometidas por outros, é causa de não nos preferirmos a ninguém e de pensarmos que os outros, por terem seu livre arbítrio tanto quanto nós, também podem usá-lo bem.

ARTIGO 156

As propriedades da generosidade e como ela serve de remédio contra todos os desregramentos das paixões

Aqueles que são generosos dessa forma são naturalmente levados a fazer grandes coisas e, no entanto, a nada empreender daquilo de que não se sentem capazes.

Uma vez que nada estimam como mais sublime do que fazer bem aos outros homens e desprezar seu próprio interesse, por esse motivo são sempre perfeitamente corteses, afáveis e prestativos para com quem quer que seja.

Com isso, são inteiramente senhores de suas paixões, particularmente dos desejos, do ciúme e da inveja, porque não há coisa cuja aquisição dependa deles que julguem valer o suficiente para merecer ser muito desejada. São senhores também do ódio para com os homens, porque os estimam a todos. Também do medo, porque a confiança que depositam em sua própria virtude os tranquiliza. Enfim, também da cólera, porque, apreciando muito pouco todas as coisas que dependem dos outros, nunca concedem tanta vantagem a seus inimigos a ponto de reconhecer que são por eles ofendidos.

ARTIGO 157

O ORGULHO

Todos aqueles que se formam uma boa opinião de si próprios por alguma outra causa, qualquer que seja, não têm verdadeira generosidade, mas somente orgulho, que é sempre muito defeituoso, embora o seja tanto mais quanto a causa pela qual nós nos estimamos for mais injusta.

A mais injusta de todas é quando somos orgulhosos sem nenhum motivo, isto é, sem que pensemos por isso que há em nós qualquer mérito pelo qual devemos ser estimados, mas só porque não fazemos caso do mérito e porque, imaginando que a glória não passa de uma usurpação, acreditamos que aqueles que se atribuem mais glória são aqueles que a têm mais.

Esse vício é tão insensato e tão absurdo, que eu teria dificuldade em acreditar que houvesse homens que se deixassem levar por ele, se jamais alguém tivesse sido elogiado injustamente. A lisonja, porém, é tão comum em toda parte que não há homem, por defeituoso que seja, que não se veja muitas vezes estimado por coisas que não merecem nenhum elogio ou até mesmo que merecem recriminação. Isso dá ocasião aos mais ignorantes e aos mais estúpidos a caírem nessa espécie de orgulho.

ARTIGO 158

OS EFEITOS DO ORGULHO SÃO CONTRÁRIOS AOS DA GENEROSIDADE

Qualquer que seja, porém, a causa pela qual alguém se estima, se ela for diferente da vontade que se sente em si mesmo de usar sempre bem o próprio livre arbítrio, da qual eu disse que provém a generosidade, ela produz sempre um orgulho extremamente censurável, e que é tão diverso dessa verdadeira generosidade, que produz efeitos inteiramente contrários.

Todos os outros bens, como o espírito, a beleza, as riquezas, as honras, etc., costumando ser tanto mais apreciados quanto em menos pessoas se encontram e sendo mesmo para a maioria de tal natureza que não podem ser comunicados a muitos, isso faz com que os orgulhosos procurem rebaixar todos os outros homens e, sendo escravos de seus desejos, têm a alma incessantemente agitada pelo ódio, pela inveja, pelo ciúme ou pela cólera.

ARTIGO 159

A HUMILDADE DEFEITUOSA

Quanto à baixeza ou humildade defeituosa, ela consiste principalmente no fato de que nos sentimos fracos ou pouco resolutos e de que, como se não dispuséssemos do uso inteiro de nosso livre arbítrio, não podemos nos impedir de fazer coisas das quais sabemos que nos haveremos de arrepender depois. Além disso, também no fato de que acreditamos que não podemos subsistir por nós mesmos, nem passar sem muitas coisas cuja aquisição depende dos outros.

Desse modo, é diretamente oposta à generosidade e acontece muitas vezes que aqueles que possuem o espírito mais baixo são os mais arrogantes e soberbos, da mesma maneira como os mais generosos são os mais modestos e os mais humildes.

Enquanto, porém, aqueles que têm o espírito forte e generoso não mudam de humor na prosperidade ou na adversidade que lhes ocorrem, aqueles que o têm fraco e abjeto são conduzidos apenas pela sorte e a prosperidade não os infla menos que a adversidade os torna humildes.

Pode-se observar até mesmo que muitas vezes se rebaixam vergonhosamente diante daqueles de quem esperam algum proveito ou temem algum mal e que, ao mesmo tempo, se elevam insolentemente acima daqueles de quem não esperam nem temem coisa alguma.

ARTIGO 160

QUAL É O MOVIMENTO DOS ESPÍRITOS NESSAS PAIXÕES

De resto, é fácil reconhecer que o orgulho e a baixeza não são somente vícios, mas também paixões, porque sua emoção aparece de modo marcante no exterior naqueles que são subitamente inflados ou abatidos por qualquer nova circunstância.

Pode-se duvidar, porém, se a generosidade e a humildade, que são virtudes, podem também ser paixões, porque seus movimentos aparecem menos e porque parece que a virtude não concorda tanto com a paixão, como ocorre com o vício.

Não vejo razão, contudo, que impeça que o mesmo movimento dos espíritos que serve para fortalecer um pensamento, quando tem um fundamento que é mau, não o possa fortalecer também, quando seu fundamento é justo.

Como o orgulho e a generosidade consistem somente na boa opinião que temos de nós próprios, e só diferem em que esta opinião é injusta num e justa na outra, parece-me que podemos relacioná-los a uma mesma paixão que é excitada por um movimento composto por aqueles da admiração, da alegria e do amor, tanto daquela que temos por nós próprios como daquela que temos pela coisa que faz com que nos estimemos.

Como, ao contrário, o movimento que excita a humildade, quer virtuosa quer defeituosa, é composto daqueles da admiração, da tristeza e do amor que sentimos por nós próprios, misturado com o ódio que se nutre pelos próprios defeitos, que fazem com que nos desprezemos.

Toda a diferença que observo nesses movimentos é que aquele da admiração tem duas propriedades. A primeira, que a surpresa o torna forte desde o começo, e a outra, que é igual em sua continuação, isto é, que os espíritos continuam se movendo na mesma proporção no cérebro.

Dessas propriedades, a primeira encontra-se bem mais no orgulho e na baixeza do que na generosidade e na humildade virtuosa. Ao contrário, a última se observa mais nessas do que nas duas outras. A razão disso é que o vício provém usualmente da ignorância e que aqueles que menos se conhecem são os mais sujeitos a se orgulharem e a se humilharem mais do que devem, porque tudo o que lhes acontece de novo os surpreende e faz com que, atribuindo-o a si próprios, se admirem e se estimem ou se desprezem, conforme julguem que o que lhes acontece é ou não em seu proveito.

Como muitas vezes, porém, após uma coisa que os orgulhou sobrevém outra que os humilha, o movimento de suas paixões é variável. Ao contrário, não há nada na generosidade que não seja compatível com a humildade virtuosa, nem aliás nada que as possa mudar, o que torna seus movimentos firmes, constantes e sempre muito semelhantes a si mesmos.

Não surgem, porém, tão de surpresa, porquanto aqueles que se estimam dessa maneira conhecem de modo suficiente quais são as causas que os levam a estimar-se. Pode-se dizer, contudo, que essas causas são tão maravilhosas (a saber, o poder de usar nosso livre arbítrio que faz com que nos apreciemos a nós mesmos, e as imperfeições do sujeito em quem está esse poder que fazem com que não nos estimemos demais) que todas as vezes que as representamos de novo a nós mesmos proporcionam sempre uma nova admiração.

ARTIGO 161

Como a generosidade pode ser adquirida

Cumpre observar que aquilo que denominamos usualmente virtudes são hábitos da alma que a dispõem a certos pensamentos, de modo que essas virtudes são diferentes desses pensamentos, mas podem produzi-los e reciprocamente ser por eles produzidas.

Deve-se observar também que esses pensamentos podem ser produzidos unicamente pela alma, mas ocorre muitas vezes que algum movimento dos espíritos os fortalece e, nesse caso, são ações de virtude e ao mesmo tempo paixões da alma. Assim, embora não haja virtude à qual o bom nascimento pareça contribuir tanto como a que faz com que nos estimemos apenas segundo nosso justo valor e, ainda que seja fácil crer que todas as almas postas por Deus em nossos corpos não são igualmente nobres e fortes (o que me levou a chamar essa virtude de generosidade, segundo o uso de nossa língua, antes que magnanimidade, segundo o uso da escola, onde não é muito conhecida), é certo, no entanto, que a boa formação serve muito para corrigir os defeitos do nascimento.

Se nos ocuparmos muitas vezes em considerar o que é o livre arbítrio e quão grandes são as vantagens provenientes do fato de termos uma firme resolução de usá-lo bem, assim como, de outro lado, quão inúteis e vãos são todos os cuidados que afligem os ambiciosos, podemos excitar em nós a paixão e, em seguida, adquirir a virtude da generosidade que, sendo como que a chave de todas as outras virtudes, é um remédio geral contra todos os desregramentos das paixões. Parece-me que essa consideração merece muito bem ser destacada.

ARTIGO 162

A VENERAÇÃO

A veneração ou o respeito é uma inclinação da alma, não somente para estimar o objeto que ela reverencia, mas também para se submeter a ele com algum temor, a fim de procurar torná-lo favorável. Desse modo, só temos veneração pelas causas livres que julgamos capazes de nos fazerem bem ou mal, sem que saibamos qual dos dois poderão fazer, porquanto temos amor e devoção mais do que simples veneração por aquelas de que não esperamos senão o bem e temos ódio por aquelas de que não esperamos senão o mal. Se não julgarmos que a causa desse bem ou desse mal seja livre, não nos submeteremos a ela para procurar torná-la favorável.

Assim, quando os pagãos mostravam veneração pelos bosques, pelas fontes ou pelas montanhas, não eram propriamente essas coisas mortas que reverenciavam, mas as divindades que julgavam presidi-las.

O movimento dos espíritos que provoca essa paixão compõe-se daquele que excita a admiração e daquele que excita o temor, de que falarei mais adiante.

ARTIGO 163

O DESDÉM

Do mesmo modo, aquilo que designo como desdém é a inclinação que a alma tem de desprezar uma causa livre, julgando a seu respeito que, embora por sua natureza seja capaz de fazer bem ou mal, está, no entanto, tão abaixo de nós, que não nos pode causar nem um nem outro. O movimento dos espíritos que o excita é composto daqueles que provocam a admiração e a segurança ou a ousadia.

ARTIGO 164

O USO DESSAS DUAS PAIXÕES

São a generosidade, a fraqueza do espírito ou a baixeza que determinam o bom e o mau uso dessas duas paixões. Quanto mais a alma é nobre e generosa, tanto maior é a inclinação para retribuir a cada um o que lhe pertence e assim não se tem somente uma humildade muito profunda perante Deus, mas também se rende sem repugnância toda a honra e o respeito que é devido aos homens, a cada um segundo o grau e a autoridade de que é revestido no mundo. Apenas os vícios são desprezados.

Ao contrário, aqueles que possuem o espírito baixo e fraco estão sujeitos a pecar por excesso, às vezes por reverenciarem e temerem coisas que são dignas unicamente de desprezo e, outras vezes, por desdenharem insolentemente aquelas que mais merecem reverência. Passam com frequência e muito rapidamente da extrema impiedade à superstição, depois da superstição à impiedade, de modo que não há vício nem desregramento de espírito de que não sejam capazes.

ARTIGO 165

A ESPERANÇA E O TEMOR

A esperança é uma disposição da alma para se persuadir de que haverá de vir aquilo que ela deseja, disposição causada por um movimento particular dos espíritos, a saber, por aquele da alegria e do desejo misturados.

O temor é outra disposição da alma que a persuade de que não haverá de vir.

Deve-se observar que, embora essas duas paixões sejam contrárias, é possível tê-las as duas juntas, a saber, quando se representam ao mesmo tempo diversas razões, das quais umas fazem julgar que a realização do desejo é fácil e outras a fazem parecer difícil.

ARTIGO 166

A SEGURANÇA E O DESESPERO

Uma dessas paixões nunca acompanha o desejo, sem que deixe algum lugar à outra. Quando a esperança for tão forte que elimina inteiramente o temor, ela muda de natureza e passa a se chamar segurança ou certeza e, quando estamos certos de que aquilo que desejamos há de vir, embora continuemos a querer que venha, deixamos, no entanto, de ser agitados pela paixão do desejo que fazia com que ansiássemos com inquietação por sua realização. Do mesmo modo, quando o temor é tão extremo que tira todo lugar à esperança, converte-se em desespero e esse desespero, representando a coisa como impossível, extingue inteiramente o desejo que só se dirige às coisas possíveis.

ARTIGO 167

O CIÚME

O ciúme é uma espécie de temor que se relaciona ao desejo que se tem de conservar a posse de algum bem. Não provém tanto da força das razões que fazem julgar que se pode perdê-lo, como da grande estima que se dedica a ele, estima que leva a examinar até os menores motivos de suspeita e a tomá-los por razões extremamente consideráveis.

ARTIGO 168

EM QUE ESSA PAIXÃO PODE SER HONESTA

Desde que se deve ter mais cuidado em conservar os bens que são muito grandes do que aqueles que são menores, essa paixão pode ser justa e honesta em algumas ocasiões.

Assim, por exemplo, um capitão que guarda uma praça de grande importância tem o direito de ser cioso, isto é, desconfiar de todos os meios pelos quais seria possível surpreendê-la; e uma mulher honesta não é recriminada de ser ciosa de sua honra, isto é, de preservar-se não só de proceder mal, mas também de evitar até os menores motivos de maledicência.

ARTIGO 169

EM QUE É CENSURÁVEL

Achamos graça, porém, de um avarento quando é ciumento de seu tesouro, isto é, quando o acaricia com os olhos e não se afasta dele com medo de que o roubem, pois não vale a pena guardar o dinheiro com tanto zelo.

Por outro lado, desprezamos um homem que sente ciúmes de sua mulher, porque isso testemunha que não a ama seriamente e que tem opinião errônea de si mesmo ou dela. Digo que não a ama seriamente porque se tivesse um verdadeiro amor por ela, não teria a menor inclinação para desconfiar dela. Na realidade, não é a ela que propriamente ama, mas somente o bem que imagina consistir em sua posse exclusiva. Não temeria perder esse bem, caso não julgasse que é indigno dele ou então que sua mulher é infiel.

De resto, essa paixão se relaciona somente a suspeitas e desconfianças, porquanto não é propriamente ser ciumento esforçar-se para evitar qualquer mal, quando se tem justo motivo para temê-lo.

ARTIGO 170

A IRRESOLUÇÃO

A irresolução também é uma espécie de temor que, retendo a alma como que suspensa entre várias ações que pode realizar, é causa de que não execute nenhuma e assim disponha de tempo para escolher antes de se decidir. Na verdade, nisso apresenta certo uso que é bom. Quando, porém, dura mais do que o necessário e quando leva a empregar na deliberação o tempo requerido para agir, é muito má.

Ora, afirmo que é uma espécie de temor, não obstante possa acontecer quando se deve escolher entre muitas coisas cuja bondade parece muito igual, que se permaneça incerto e irresoluto, sem que se sinta por isso nenhum temor.

Essa espécie de irresolução provém somente daquilo que se apresenta e não de qualquer emoção dos espíritos. É por isso que não é uma paixão, a não ser que o temor de falhar na escolha aumenta a incerteza.

Esse temor, porém, é tão comum e tão forte em alguns que muitas vezes, embora nada tenham a escolher e vejam apenas uma só coisa a tomar ou a deixar, ele os retém e faz com que se detenham inutilmente a procurar outras. Então é um excesso de irresolução que provém de um desejo demasiado grande de bem proceder e de uma fraqueza do entendimento que, não tendo noções claras e distintas, as tem somente muito confusas.

É por isso que o remédio contra esse excesso é o de acostumar-se a formar juízos certos e determinados em relação a todas as coisas que se apresentem e a crer que se cumpre sempre o próprio dever, quando se faz o que se julga ser o melhor, ainda que talvez se julgue muito mal.

ARTIGO 171

A coragem e a ousadia

A coragem, quando é uma paixão e não um hábito ou uma inclinação natural, é certo calor ou agitação que dispõe a alma a se entregar poderosamente à execução das coisas que ela quer fazer, de qualquer natureza que sejam.

A ousadia é uma espécie de coragem que dispõe a alma à execução das coisas que se configuram como as mais perigosas.

ARTIGO 172

A emulação

A emulação também é uma de suas espécies, mas em outro sentido, porquanto se pode considerar a coragem como um gênero que se divide em tantas espécies quantos os objetos diferentes e tantas outras quantas são suas causas. Na primeira forma a ousadia é uma de suas espécies, na outra, a emulação.

Esta última não é mais que um calor que dispõe a alma a empreender coisas que espera conseguir porque vê que outros as conseguem com sucesso. Assim, é uma espécie de coragem, cuja causa externa é o exemplo.

Digo causa externa porque deve haver, além desta, outra interna que consiste em ter o corpo de tal forma disposto, que o desejo e a esperança possuam mais força para enviar grande quantidade de sangue ao coração do que o temor ou o desespero para impedi-lo.

ARTIGO 173

Como a ousadia depende da esperança

Deve-se observar que, embora o objeto da ousadia seja a dificuldade, da qual decorre usualmente o temor ou mesmo o desespero, de modo que é nos assuntos mais perigosos e mais desesperados que mais se emprega ousadia e coragem.

É necessário, entretanto, que se espere ou até que se tenha certeza que o fim proposto será conseguido, para opor-se com vigor às dificuldades que se encontra. Este fim, porém, é diferente desse objeto. Não se poderia estar certo e desesperado de uma mesma coisa ao mesmo tempo.

Assim, quando os Décios[7] se atiravam no meio dos inimigos e corriam para uma morte certa, o objeto de sua ousadia era a dificuldade de conservar sua vida durante essa ação, dificuldade para a qual dispunham somente do desespero, pois estavam certos de morrer.

Sua finalidade, porém, era animar seus soldados por meio de seu exemplo e levá-los a conquistar a vitória, em que depositavam esperança; ou então essa finalidade era também a de conquistar a glória após a morte, da qual estavam seguros.

ARTIGO 174

A covardia e o medo

A covardia é diretamente oposta à coragem e é uma apatia ou frieza que impede a alma se entregar à execução das coisas que faria, se estivesse isenta dessa paixão.

O medo ou o pavor, que é contrário à ousadia, não é somente uma frieza mas também uma perturbação e um espanto da alma que lhe tira o poder de resistir aos males que ela pensa estar próximos.

ARTIGO 175

Do uso da covardia

Ora, ainda que não possa persuadir-me de que a natureza tenha conferido aos homens qualquer paixão que seja sempre defeituosa e

[7] Três romanos chamados Décio, na realidade, pai, filho e neto. Os três, por devotamento à pátria e aos deuses, se lançaram entre as fileiras inimigas, para estimular os outros a conquistar a vitória. O primeiro sacrificou assim sua própria vida na batalha de Veseris (340 a.C.), o segundo na batalha de Suetinum (295 a.C.) e o terceiro na batalha de Asculum (279 a.C.).

que não tenha qualquer uso bom e louvável, seria, contudo, muito difícil para mim adivinhar para que essas duas podem servir.

Parece-me apenas que a covardia tem certo emprego quando nos isenta de esforços que poderíamos ser incitados a tomar por razões verossímeis, se outras razões mais certas, que os definiram como inúteis, não houvessem provocado essa paixão. Além de isentar a alma desses esforços, serve então também para o corpo, pelo fato de que, retardando o movimento dos espíritos, impede a dissipação de suas forças.

Geralmente, porém, é muito nociva porque desvia a vontade das ações úteis. Como provém apenas do fato de que não temos suficiente esperança ou desejo, basta aumentar em si próprio essas duas paixões para corrigi-la.

ARTIGO 176

Do uso do medo

No tocante ao medo ou ao pavor, não vejo como possa jamais ser elogiado e útil, porquanto não é uma paixão particular, mas somente um excesso de covardia, de espanto e de temor, que é sempre defeituoso, assim como a ousadia é um excesso de coragem que é sempre bom, contanto que a finalidade que se propõe seja boa. Uma vez que a principal causa do medo é a surpresa, não há nada melhor para se livrar dele do que usar de premeditação e preparar-se para todos os acontecimentos, cujo temor possa causá-lo.

ARTIGO 177

O remorso

O remorso de consciência é uma espécie de tristeza que se origina da dúvida que se possui sobre uma coisa que se faz ou que se fez, ou seja, se é boa. Pressupõe necessariamente a dúvida.

Se estivéssemos inteiramente seguros de que aquilo que fazemos é mau, nós nos absteríamos de fazê-lo, tanto mais que a vontade só se dirige às coisas que possuem alguma aparência de bondade. Se tivéssemos certeza de que aquilo que já fizemos é mau, deveríamos sentir arrependimento e não somente remorso.

Ora, o uso dessa paixão consiste em examinar se a coisa de que se duvida é boa ou não e em evitar que a façamos outra vez, enquanto não estivermos certos de que seja boa. Uma vez que pressupõe, porém, o mal, o melhor seria que jamais houvesse motivo de senti-la e pode-se preveni-la através dos mesmos meios pelos quais é possível livrar-se da irresolução.

ARTIGO 178

A ZOMBARIA

A derrisão ou zombaria é uma espécie de alegria misturada com ódio que se origina do fato de que percebemos algum pequeno mal numa pessoa que é julgada digna dele. Nutrimos ódio por esse mal e alegria por vê-lo em quem é digno dele. Quando isso sobrevém inopinadamente, a surpresa da admiração é causa de cairmos na gargalhada, conforme o que já foi dito anteriormente sobre a natureza do riso.

Esse mal, porém, deve ser pequeno. Se for grande, não se pode crer que quem o tem o mereça, a não ser que sejamos de índole muito má ou que tenhamos muito ódio por ele.

ARTIGO 179

POR QUE OS MAIS IMPERFEITOS COSTUMAM SER OS MAIS ZOMBETEIROS

Vemos que aqueles que têm defeitos muito evidentes, por exemplo, os coxos, caolhos, corcundas ou que receberam alguma afronta em público, são particularmente inclinados à zombaria. Desejando ver todos os outros tão desafortunados como eles, estimam muito os males que acontecem aos outros e consideram-nos dignos deles.

ARTIGO 180

DO USO DO GRACEJO

No que se refere ao gracejo modesto, que repreende utilmente os vícios, fazendo-os parecer ridículos, sem que, no entanto, a gente mesma ria disso nem testemunhe nenhum ódio contra as pessoas, não é uma paixão, mas uma qualidade de homem honesto, qualidade que deixa transparecer a alegria de seu humor e a tranquilidade de sua alma que constituem sinais de virtude e muitas vezes também a perspicácia de seu espírito, por saber dar uma aparência agradável às coisas de que zomba.

ARTIGO 181

O uso do riso no gracejo

Não é desonesto rir quando se ouvem os gracejos de um outro. Podem até ser de tal tipo que seria demonstrar estar desgostoso não rir deles. Quando, porém, fazemos gracejos conosco mesmos, é mais conveniente abster-nos de rir, a fim de não parecermos surpresos com as coisas que dizemos, nem admirados com a perspicácia que temos em inventá-los. Isso faz com que surpreendam tanto mais aos que as ouvem.

ARTIGO 182

A inveja

O que usualmente denominamos inveja é um vício que consiste numa perversidade de natureza que faz com que certas pessoas se irritem com o bem que veem acontecer aos outros.

Sirvo-me aqui, porém, dessa palavra para significar uma paixão que nem sempre é defeituosa. A inveja, portanto, enquanto é uma paixão, é uma espécie de tristeza mesclada de ódio que se origina do fato de vermos acontecer o bem àqueles que julgamos ser indignos dele, o que só podemos pensar, e com razão, dos bens de fortuna, sorte. Quanto aos da alma ou mesmo do corpo, na medida em que os temos de nascença, é suficiente para sermos dignos deles tê-los recebido de Deus, antes de sermos capazes de cometer qualquer mal.

ARTIGO 183

Como a inveja pode ser justa ou injusta

Quando, porém, a sorte destina bens a alguém que verdadeiramente não é indigno e quando a inveja não é provocada em nós senão porque, amando naturalmente a justiça, ficamos desgostosos pelo fato de que essa sorte não seja observada na distribuição desses bens, é um zelo que pode ser desculpável, principalmente quando o bem que invejamos nos outros é de tal natureza que pode converter-se em mal nas mãos deles. Como seria o caso de algum cargo ou serviço em cujo exercício eles possam comportar-se mal.

Mesmo quando desejamos para nós o mesmo bem e somos impedidos de tê-lo, porque outros menos dignos o possuem, isso torna essa paixão mais violenta, mas ela não deixa de ser escusável, desde que o ódio nela contido se relacione somente à má distribuição do bem que invejamos e não às pessoas que o possuem ou que o distribuem.

Há poucos, porém, que sejam tão justos e tão generosos a ponto de não alimentar ódio por aqueles que os impedem de adquirir um bem que não é acessível a muitos e que haviam desejado para eles próprios, embora aqueles que o adquiriram sejam tanto ou mais dignos.

Geralmente aquilo que é mais invejado é a glória, pois, embora aquela dos outros não impeça que a ela possamos aspirar, no entanto ela torna seu acesso mais difícil e encarece seu preço.

ARTIGO 184

De onde provém que os invejosos estejam sujeitos a ter a pele cor de chumbo

De resto, não há nenhum vício que prejudique tanto a felicidade dos homens como aquele da inveja. Aqueles que trazem essa mácula, além de se afligirem a si próprios, perturbam também com quanto está a seu alcance o prazer dos outros.

Eles têm costumeiramente a tez plúmbea, isto é, misturada de amarelo e preto, e como que de sangue pisado. Disso decorre que em latim a inveja seja chamada livor[8]. Isso concorda muito bem com o que foi dito anteriormente a respeito dos movimentos do sangue na tristeza e no ódio. De fato, este faz com que a bile amarela, provenien-

[8] Em latim, *livor* significa concretamente cor de chumbo, cor lívida e, por extensão, indica também inveja, ciúme.

te da parte interna do fígado, e a negra, proveniente do baço, se espalhem do coração pelas artérias em todas as veias; e a tristeza faz com que o sangue das veias tenha menos calor e corra mais lentamente do que de costume, o que basta para tornar lívida a cor.

Uma vez que a bílis, porém, tanto a amarela quanto a negra, pode também ser enviada às veias por muitas outras causas, e como a inveja não as impele para elas em quantidade bastante grande para mudar a cor da tez, a não ser que seja muito grande e de longa duração, não se deve pensar que todos aqueles que apresentam essa cor sejam propensos a ela.

ARTIGO 185

A compaixão

A compaixão é uma espécie de tristeza misturada de amor ou de boa vontade para com aqueles a quem vemos sofrer algum mal, do qual os julgamos indignos. Assim, é contrária à inveja em virtude de seu objeto e à zombaria por considerá-lo de outra maneira.

ARTIGO 186

Quem é mais compassivo

Aqueles que se sentem muito fracos e muito expostos às adversidades do acaso parecem ser mais inclinados que os outros a essa paixão, porque se representam o mal de outrem como podendo acontecer a eles também. Assim são movidos à compaixão mais pelo amor que dedicam a si próprios do que por aquele que dedicam aos outros.

ARTIGO 187

Como os mais generosos são tocados por essa paixão

Entretanto, aqueles que são mais generosos e têm o espírito mais forte, de modo que não temem nenhum mal em relação a si próprios e se mantêm para além do poder do acaso, não estão isentos de compaixão quando veem a debilidade dos outros e ouvem suas queixas. É uma parte da generosidade ter boa vontade para com todos.

A tristeza dessa compaixão, porém, não é mais amarga e, como aquela que é causada pelas ações funestas que vemos representadas num teatro, ela está mais no exterior e no sentido do que no interior da alma; ela tem, no entanto, a satisfação de pensar que cumpre seu dever pelo fato de se compadecer dos aflitos.

Nisso subsiste uma diferença, ou seja, enquanto o povo tem compaixão daqueles que se lastimam, porque pensa que os males que sofrem são realmente deploráveis, o principal objeto da compaixão dos maiores homens é a fraqueza daqueles que veem lastimar-se, porque não julgam que nenhum acidente que possa acontecer seja um mal tão grande quanto a covardia daqueles que não conseguem sofrer com constância. Embora odeiem os vícios, nem por isso odeiam aqueles que a eles estão sujeitos; sentem por eles apenas compaixão.

ARTIGO 188

Quais são aqueles que não são tocados pela compaixão

Só os espíritos malignos e invejosos, porém, que odeiam naturalmente todos os homens ou então aqueles que são tão brutais e de tal forma obcecados pela boa sorte ou desesperados pela má, que pensam que nenhum mal possa lhes acontecer, só esses são insensíveis à compaixão.

ARTIGO 189

Por que essa paixão provoca o choro

De resto, choramos muito facilmente nessa paixão, porque o amor, enviando muito sangue ao coração, faz com que saiam muitos vapores pelos olhos e porque a frieza da tristeza, retardando a agitação desses vapores, faz com que se transformem em lágrimas, segundo o que foi dito anteriormente.

ARTIGO 190

A SATISFAÇÃO CONSIGO MESMO

A satisfação que sempre têm aqueles que seguem constantemente a virtude é um hábito de sua alma que se denomina tranquilidade e repouso de consciência.

Aquela, porém, que se adquire como nova, quando se praticou recentemente alguma ação que se julga boa, é uma paixão, a saber, uma espécie de alegria que, acredito, é a mais doce de todas, porquanto sua causa depende apenas de nós mesmos.

Entretanto, quando essa causa não é justa, isto é, quando as ações de que se colhe muita satisfação não são de grande importância ou são mesmo defeituosas, ela é ridícula e não serve senão para produzir um orgulho e uma arrogância impertinente.

É que se pode observar particularmente naqueles que, acreditando-se devotos, são apenas carolas e supersticiosos, isto é, que, sob o pretexto de que vão muitas vezes à igreja, que recitam muitas preces, que usam cabelos curtos, que jejuam, que dão esmola, pensam ser inteiramente perfeitos e imaginam que são tão grandes amigos de Deus, que nada poderiam fazer que lhe desagradasse e que tudo quanto lhes dita sua paixão é um bom zelo, embora ela lhes dite às vezes os maiores crimes que os homens possam cometer, como trair cidades, matar príncipes, exterminar povos inteiros, só porque não seguem suas opiniões.

ARTIGO 191

O ARREPENDIMENTO

O arrependimento é diretamente contrário à satisfação consigo mesmo e é uma espécie de tristeza proveniente do fato de acreditar ter praticado alguma má ação e é muito amarga, porque sua causa procede exclusivamente de nós. Isso não impede, no entanto, que seja muito útil quando é verdade que a ação de que nos arrependemos é má e quando temos disso um conhecimento certo, uma vez que ela nos incita a proceder melhor outra vez.

Acontece muitas vezes, porém, que os espíritos fracos se arrependem de coisas que praticaram sem saber com certeza que eram más. Persuadem-se disso unicamente porque o temem e, se tivessem feito o contrário, arrepender-se-iam da mesma maneira, o que constitui neles uma imperfeição digna de compaixão. Os remédios contra esse defeito são os mesmos que servem para eliminar a irresolução.

ARTIGO 192

O FAVOR

O favor é propriamente um desejo de que aconteça o bem a alguém para com quem temos boa vontade. Sirvo-me aqui, porém, dessa palavra para indicar essa vontade enquanto é provocada em nós por alguma boa ação daquele para com o qual temos boa vontade.

Somos naturalmente levados a amar aqueles que fazem coisas que consideramos boas, embora disso não decorra nenhum bem para nós.

O favor, nesse sentido, é uma espécie de amor e não de desejo, ainda que o desejo de ver acontecer o bem a quem favorecemos o acompanhe sempre.

O favor está usualmente unido à compaixão porque as desgraças que vemos acontecer aos infelizes são causa de que nos empenhemos mais em refletir sobre seus méritos.

ARTIGO 193

O RECONHECIMENTO

O reconhecimento também é uma espécie de amor provocado em nós por alguma ação daquele por quem o sentimos e pela qual cremos que ele nos fez algum bem ou ao menos que teve a intenção de fazê-lo.

Assim, o reconhecimento contém exatamente o mesmo que há no favor e, além disso, de estar fundado numa ação que nos toca e que sentimos desejo de retribuir. É por isso que possui muito mais força, principalmente nas almas, por pouco nobres e generosas que sejam.

ARTIGO 194

A INGRATIDÃO

Quanto à ingratidão, ela não é uma paixão, porquanto a natureza não pôs em nós nenhum movimento dos espíritos que a provoque, mas é somente um vício diretamente oposto ao reconhecimento, na medida em que este é sempre virtuoso e um dos principais laços da sociedade humana.

Por isso é que este vício só pertence aos homens brutais e insensatamente arrogantes que pensam que todas as coisas lhes são devidas ou aos estúpidos que não fazem nenhuma reflexão sobre os benefícios que recebem ou aos fracos e abjetos que, sentindo sua debilidade e sua necessidade, procuram de modo vil o auxílio dos outros e, depois de tê-lo recebido, passam a odiá-los. Isso porque, não tendo vontade de lhes retribuir com outro semelhante ou não tendo esperança de podê-lo e imaginando que todo mundo é mercenário como eles e, ainda, que não se pratica nenhum bem a não ser com esperança de ser por ele recompensado, pensam que os enganaram.

ARTIGO 195

A INDIGNAÇÃO

A indignação é uma espécie de ódio ou de aversão que se tem naturalmente contra aqueles que praticam algum mal, de qualquer natureza que seja. Muitas vezes está misturada com a inveja ou com a compaixão, mas seu objeto é, no entanto, totalmente diferente.

Ficamos indignados somente contra aqueles que fazem o bem ou mal às pessoas que não o merecem, mas invejamos aqueles que recebem esse bem e sentimos compaixão por aqueles que recebem esse mal.

É verdade que de alguma maneira representa praticar o mal o fato de possuir um bem de que não se é digno. Isso pode ter sido a causa pela qual Aristóteles e seus seguidores, supondo que a inveja é sempre um vício, conferiram o designativo de indignação àquela que não é defeituosa.

ARTIGO 196

Por que a indignação está unida às vezes à compaixão e outras vezes à zombaria

De certo modo, é também receber o mal o fato de praticá-lo. Disso decorre que alguns juntam à sua indignação a compaixão, enquanto outros, a zombaria, conforme estejam movidos de boa ou de má vontade para com aqueles que veem cometendo faltas. Assim é que o riso de Demócrito e os queixumes de Heráclito podem ter procedido da mesma causa[9].

ARTIGO 197

A indignação é muitas vezes acompanhada da admiração e não é incompatível com a alegria

A indignação é frequentemente acompanhada também de admiração. De fato, costumamos supor que todas as coisas serão feitas da maneira que julgamos que devem sê-lo, isto é, da maneira que consideramos boa. Por isso é que, quando acontecem de outro modo, isso nos surpreende e ficamos admirados.

A indignação não é incompatível tampouco com a alegria, embora esteja mais usualmente unida à tristeza, pois, quando o mal que nos indigna não pode prejudicar-nos e consideramos que não queríamos fazer algo semelhante, isso nos proporciona algum prazer. Isso talvez seja uma das causas do riso que acompanha às vezes essa paixão.

ARTIGO 198

Do uso da indignação

De resto, a indignação se observa muito mais naqueles que querem parecer virtuosos do que naqueles que o são realmente. Embora aqueles que amam a virtude não possam ver sem alguma aversão os

[9] Segundo se conta, Demócrito sempre ria das contínuas tolices e loucuras dos homens, ao passo que Heráclito sempre as deplorava e chegava até a chorar por causa da grande miséria dos mesmos.

vícios dos outros, não se revoltam com ardor senão contra os maiores e extraordinários.

É aparentar ser homem difícil e enfadonho o fato de demonstrar muita indignação por coisas de pouca importância; é ser injusto demonstrá-la por aquelas que não são em nada censuráveis; é ser impertinente e absurdo não restringir essa paixão às ações dos homens e estendê-la às obras de Deus ou da natureza, como fazem aqueles que, não estando jamais contentes com sua condição nem com sua sorte, ousam encontrar o que dizer da conduta do mundo e dos segredos da providência.

ARTIGO 199

A cólera

A cólera também é uma espécie de ódio ou de aversão que temos contra aqueles que praticaram algum mal ou que procuraram prejudicar, não indiferentemente a quem quer que seja, mas particularmente a nós. Assim, contém exatamente o mesmo que a indignação e, além do mais, está baseada numa ação que nos toca e da qual temos desejo de nos vingar. Esse desejo a acompanha quase sempre e ela é diretamente oposta ao reconhecimento, como a indignação, ao favor. Entretanto, é incomparavelmente mais violenta que essas três outras paixões, porque o desejo de repelir as coisas nocivas e de se vingar é o mais premente de todos.

O desejo, unido ao amor que se tem por si próprio, é que fornece à cólera toda a agitação do sangue que a coragem e a ousadia podem causar. O ódio faz que seja principalmente o sangue da bílis, proveniente do baço e das pequenas veias do fígado, que recebe essa agitação e entra no coração, onde, por causa de sua abundância e da natureza da bílis a que está misturado, excita um calor mais áspero e mais ardente do que aquele que aí pode ser excitado pelo amor ou pela alegria.

ARTIGO 200

Por que aqueles que a cólera faz corar devem ser menos temidos que aqueles que faz empalidecer

Os sinais exteriores dessa paixão são diferentes, de acordo com os diversos temperamentos das pessoas e a diversidade das outras paixões que a compõem ou que se juntam a ela.

Assim, há aqueles que empalidecem ou tremem quando se encolerizam e há outros que coram ou mesmo que choram.

Acredita-se geralmente que a cólera daqueles que empalidecem deve ser mais temida do que a cólera daqueles que enrubescem. A razão disso é que, quando não se quer ou quando não se pode partir para a vingança de outra forma senão pela expressão facial ou por palavras, emprega-se todo o calor e toda a força desde o início da emoção, o que causa o enrubescimento. Além do que, às vezes, o pesar e a compaixão que se tem por si próprio, porquanto não há como se vingar de outra maneira, são causas de choro.

Ao contrário, aqueles que se reservam e se decidem a uma vingança maior tornam-se tristes porque pensam que a isso são obrigados pela ação que os encoleriza e, por vezes, ficam também com receio dos males que podem decorrer da resolução por eles tomada; isso os torna primeiramente pálidos, frios e trêmulos. Quando, porém, chegam depois a executar sua vingança, se aquecem tanto mais quanto mais frio sentiram no começo, tal como vemos que as febres que se iniciam pelo frio costumam ser as mais fortes.

ARTIGO 201

Há duas espécies de cólera e aqueles que têm mais bondade são os mais sujeitos à primeira

Isso nos adverte de que podemos distinguir duas espécies de cólera. Uma, que é muita rápida e se manifesta muito externamente, mas que tem, no entanto, pouco efeito e pode facilmente ser aplacada. A outra, que não aparece tanto no início, mas que rói mais o coração e tem efeitos mais perigosos. Aqueles que têm muita bondade e muito amor são os mais sujeitos à primeira, porquanto ela não se origina de um ódio profundo, mas de uma pronta aversão que os surpreende porque, sendo propensos a imaginar que todas as coisas devem seguir segundo a maneira que julgam ser a melhor, tão logo acontecem de outra forma ficam admirados e se ofendem, muitas vezes, mesmo sem que a coisa os atinja em particular, uma vez que, tendo muita afeição, interessam-se por aqueles que amam da mesma forma como a si próprios.

Assim, o que seria para outro simples motivo de indignação, para eles é motivo de cólera.

Desde que a inclinação que têm para amar faz com que tenham muito calor e muito sangue no coração, a aversão que os surpreende não pode enviar para ele tão pouca bílis que não cause de início grande emoção nesse sangue. Essa emoção, contudo, quase não dura porque a força da surpresa não continua e porque, tão logo percebem que o motivo que os irritou não devia emocioná-los tanto, eles se arrependem.

ARTIGO 202

Há almas fracas e baixas que se deixam dominar por outra

A outra espécie de cólera, na qual predomina o ódio e a tristeza, não é tão aparente de início, a não ser talvez porque faz empalidecer o rosto. Sua força, porém, é aumentada pouco a pouco pela agitação de ardente desejo de se vingar excitado no sangue, desejo que, estando misturado com a bílis que é impelida para o coração da parte inferior do fígado e do baço, provoca nele um calor extremamente áspero e picante.

Como são as almas mais generosas que sentem mais reconhecimento, assim são as mais orgulhosas, e que são as mais baixas e mais enfermas, que mais se deixam dominar por essa espécie de cólera, pois as injúrias parecem tanto maiores quanto o orgulho faz com que nos estimemos mais a nós próprios e também tanto maiores quanto mais apreciamos os bens que elas tiram, bens que estimamos tanto mais quanto mais fraca e mais baixa é a alma, porque são bens que dependem de outrem.

ARTIGO 203

A generosidade serve de remédio contra os excessos da cólera

De resto, ainda que essa paixão seja útil para nos dar vigor para repelir as injúrias, não há nenhuma, contudo, de que se deva evitar os excessos com mais cuidado, porque, perturbando o juízo, esses excessos levam muitas vezes a cometer faltas de que depois se tem arrependimento e mesmo porque, algumas vezes, impedem que essas injúrias sejam tão bem repelidas como se poderia fazer, se nisso fosse envolvida menos emoção.

Como, porém, não há nada que a torne mais excessiva que o orgulho, acredito portanto que a generosidade é o melhor remédio que se possa encontrar contra seus excessos, porque, levando-nos a apreciar muito pouco todos os bens que podem ser arrebatados e, ao contrário, a estimar muito a liberdade e o domínio absoluto sobre nós mesmos, que deixamos de tê-lo quando qualquer pessoa pode nos ofender, a generosidade faz com que tenhamos apenas desprezo, ou quando muito indignação, diante das injúrias com as quais os outros costumam ofender-se.

ARTIGO 204

A GLÓRIA

O que designo aqui com o nome de glória é uma espécie de alegria baseada no amor que se tem por si próprio e que provém da opinião ou da esperança que se tem de ser elogiado por alguns outros.

Assim, é diferente da satisfação interior que se origina da opinião que se possui de ter feito alguma boa ação. Às vezes somos elogiados por coisas que não acreditamos que sejam boas e recriminados por outras que acreditamos que sejam melhores.

Uma e outra, porém, são espécies de estima que temos por nós mesmos, bem como espécies de alegria, pois é motivo de nos estimarmos ao ver que somos estimados pelos outros.

ARTIGO 205

A VERGONHA

A vergonha, ao contrário, é uma espécie de tristeza fundada também no amor a si próprio e que provém da opinião ou do temor que temos de ser recriminados.

Além disso, é uma espécie de modéstia ou de humildade e desconfiança de si mesmo. De fato, quando a gente se estima tanto que não pode se imaginar desprezado por ninguém, não se pode facilmente ter vergonha.

ARTIGO 206

Do uso dessas duas paixões

Ora, a glória e a vergonha têm o mesmo uso pelo fato de que ambas nos incitam à virtude, uma pela esperança e a outra, pelo temor. Trata-se somente da necessidade de instruir o juízo no tocante ao que é verdadeiramente digno de recriminação ou de elogio, a fim de não ficarmos envergonhados de proceder bem e não auferirmos vaidade de nossos vícios, como acontece a muitos.

Não é bom, contudo, despojar-se inteiramente dessas paixões, como faziam outrora os cínicos, porquanto, ainda que o povo julgue muito mal, visto que não podemos no entanto viver sem ele e que nos importa sermos estimados por ele, devemos muitas vezes seguir suas opiniões mais do que as nossas, em relação ao exterior de nossas ações.

ARTIGO 207

O atrevimento

O atrevimento ou o descaramento, que é um desprezo pela vergonha, e muitas vezes também pela glória, não é uma paixão, porque não há em nós nenhum movimento particular dos espíritos que a excite, mas é um vício oposto à vergonha e também à glória, na medida em que uma e outra são boas. Da mesma maneira que a ingratidão se opõe ao reconhecimento e a crueldade à compaixão.

A principal causa do atrevimento decorre de termos recebido muitas vezes grandes afrontas. Com efeito, não há pessoa que, quando jovem, não imagine que o elogio é um bem e a infâmia um mal, muito mais importantes à vida do que se verifica por experiência mais tarde, quando, ao receber algumas afrontas específicas, a gente se vê inteiramente privada de honra e desprezada por todos.

Por isso é que se tornam atrevidos aqueles que, não medindo o bem e o mal senão pelas comodidades do corpo, veem que continuam gozando dessas, após tais afrontas, tanto quanto antes ou até mesmo às vezes bem mais, porque ficam desobrigados de muitas obrigações que a honra lhes impunha e porque, se a perda de bens estiver unida à sua desgraça, há pessoas caridosas que os dão a eles.

ARTIGO 208

O DESGOSTO

O desgosto é uma espécie de tristeza que se origina da mesma causa de que proveio antes a alegria. Nós somos de tal forma compostos, que a maioria das coisas de que desfrutamos não são boas em relação a nós senão por certo tempo e, em seguida, tornam-se incômodas.

Isso se verifica principalmente no beber e no comer, que são úteis apenas enquanto tivermos apetite e são nocivos quando não o tivermos mais. Porque cessam então de ser agradáveis ao gosto, denominou-se essa paixão de desgosto.

ARTIGO 209

O PESAR

O pesar é também uma espécie de tristeza, que é uma amargura peculiar, pelo fato de que está sempre unida a algum desespero e à memória do prazer que o desfrute nos deu.

De fato, nunca lamentamos senão os bens de que desfrutamos e que estão agora de tal modo perdidos que não temos nenhuma esperança de recuperá-los ao tempo e da maneira que os lamentamos.

ARTIGO 210

O CONTENTAMENTO

Enfim, aquilo que chamo de contentamento é uma espécie de alegria, na qual se encontra de particular que sua doçura é aumentada pela lembrança dos males que sofremos e dos quais nos sentimos aliviados, da mesma maneira como se nos sentíssemos livres de algum fardo pesado que tivéssemos carregado por longo tempo sobre nossos ombros.

Não vejo nada de muito notável nessas três paixões. Por isso as coloquei aqui apenas para seguir a ordem da enumeração que fiz anteriormente. Parece-me, porém, que essa enumeração foi útil para mostrar que não omitimos nenhuma que fosse digna de alguma consideração particular.

ARTIGO 211

Um remédio geral contra as paixões

Agora que as conhecemos todas, temos muito menos motivo de temê-las do que tínhamos antes. Constatamos que todas são boas por natureza e que só devemos evitar seu mau uso ou seus excessos, contra os quais os remédios que descrevi poderiam bastar, se cada um tivesse suficiente cuidado para praticá-los.

Entretanto, como incluí entre esses remédios a premeditação e a arte pela qual pode-se corrigir os defeitos naturais, exercitando-nos em separar em nós os movimentos do sangue e dos espíritos dos pensamentos aos quais costumam estar unidos, confesso que há poucas pessoas que se tenham suficientemente preparado dessa maneira contra todas as espécies de circunstâncias e que esses movimentos excitados no sangue pelos objetos das paixões seguem primeiro tão rapidamente das simples impressões que se fazem no cérebro e da disposição dos órgãos, ainda que a alma não contribua para tanto, de qualquer maneira, que não há nenhuma sabedoria humana capaz de resistir-lhes quando não estamos para isso bem preparados.

Assim, muitos não poderiam abster-se de rir quando sentem cócegas, embora não sintam nisso nenhum prazer, porquanto a impressão da alegria e da surpresa que outrora os fez rir pelo mesmo motivo, estando desperta em sua fantasia, faz com que seus pulmões sejam subitamente inflados, contra sua própria vontade, pelo sangue que o coração lhes envia.

Desse modo, aqueles que, por natureza, são impelidos intensamente para as emoções da alegria e da compaixão ou do medo ou da cólera, não podem evitar desmaiar ou chorar ou de tremer ou de ter o sangue todo agitado como se tivessem febre, quando sua fantasia é tocada de modo intenso pelo objeto de alguma dessas paixões.

O que se pode sempre fazer, porém, em tal circunstância, e que julgo poder apresentar aqui como o remédio mais geral e o mais fácil de praticar contra todos os excessos das paixões, sempre que se sinta o sangue assim agitado, é ficar alerta e lembrar-se de que tudo o que se apresenta à imaginação tende a enganar a alma e a fazer com que as razões empregadas em persuadir o objeto de sua paixão lhe pareçam muito mais fortes do que são e que aquelas que servem para dissuadir, muito mais fracas.

Quando a paixão persuade somente de coisas cuja execução sofre alguma delonga, convém abster-se de pronunciar na hora qualquer julgamento e distrair-se com outros pensamentos, até que o tempo e o repouso tenham apaziguado inteiramente a emoção que se encontra no sangue.

Enfim, quando ela incita a ações, em relação às quais é necessário tomar uma resolução imediata, convém que a vontade se aplique principalmente a considerar e a seguir as razões contrárias àquelas que a paixão representa, ainda que pareçam menos fortes. Isso do mesmo modo que, quando se é inopinadamente atacado por algum inimigo e a circunstância não permite que se empregue algum tempo em deliberar.

O que me parece, porém, que aqueles que estão acostumados a refletir sobre suas ações podem sempre fazer é, no momento em que se sentirem tomados de medo, esforçar-se por desviar seu pensamento da consideração do perigo, representando-se as razões pelas quais há muito mais segurança e mais honra na resistência do que na fuga.

Ao contrário, quando sentirem que o desejo de vingança e a cólera os incitam a correr inconsideradamente para aqueles que os atacam, deverão lembrar-se de pensar que é uma imprudência perder-se, quando é possível sem desonra salvar-se e que, se o confronto é muito desigual, é preferível optar por uma honesta retirada ou buscar refúgio do que expor-se brutalmente a uma morte certa.

ARTIGO 212

Somente das paixões é que depende todo o bem e todo o mal desta vida

De resto, a alma pode ter seus prazeres à parte.

Para aqueles, porém, que lhe são comuns com o corpo, dependem inteiramente das paixões, de modo que os homens que elas podem mais emocionar são capazes de degustar mais doçura nesta vida.

É verdade que podem também encontrar nela mais amargura, quando não souberem empregá-las bem e quando a sorte lhes é contrária.

A sabedoria, porém, é particularmente útil neste ponto, porquanto ensina a tornar-se de tal modo senhor delas e a manejá-las com tal destreza, que os males que causam são perfeitamente suportáveis e que até mesmo alguma alegria se pode tirar de todos eles.

Impressão e Acabamento:
Gráfica Oceano